Barbara Giel

Sprach- und Kommunikationsförderung bei Kindern mit Down-Syndrom

Ein Ratgeber für Eltern, pädagogische Fachkräfte, Therapeuten und Ärzte

RATGEBER

für Angehörige, Betroffene und Fachleute

herausgegeben von
Dr. Claudia Iven

Barbara Giel

Sprach- und Kommunikationsförderung bei Kindern mit Down-Syndrom

Ein Ratgeber für Eltern, pädagogische Fachkräfte, Therapeuten und Ärzte

Schulz-Kirchner Verlag

Bibliografische Information der Deutschen Nationalbibliothek
Die Deutsche Nationalbibliothek verzeichnet diese Publikation in der Deutschen Nationalbibliografie; detaillierte bibliografische Daten sind im Internet über http://dnb.d-nb.de abrufbar.

2., geringfügig überarb. Auflage 2015
1. Auflage 2012
ISBN 978-3-8248-0876-2
eISBN 978-3-8248-0903-5

Mollweg 2, D-65510 Idstein
Vertretungsberechtigte Geschäftsführer:
Dr. Ullrich Schulz-Kirchner, Nicole Haberkamm
Titelabbildung: Julia und Thomas Frost
Fotos im Innenteil: Dr. Barbara Giel
Lektorat: Doris Zimmermann
Fachlektorat: Dr. Claudia Iven
Umschlagentwurf und Layout: Petra Jeck
Druck und Bindung:
TZ-Verlag & Print GmbH, Bruchwiesenweg 19, 64380 Roßdorf
Printed in Germany

Inhaltsverzeichnis

Vorwort zur Reihe

Die „Ratgeber für Angehörige, Betroffene und Fachleute" vermitteln kurz und prägnant grundlegende Kenntnisse (auf wissenschaftlicher Basis) und Hilfestellungen zu ausgewählten Themen aus den Bereichen Sprachtherapie, Ergotherapie und Medizin. Die Autor(inn)en der Reihe sind ausgewiesene Fachleute, die seit vielen Jahren in der Therapie, in der Beratung und in der Aus- und Weiterbildung tätig sind.

Wenn ein Kind mit Down-Syndrom auf die Welt kommt, ist es schwierig vorherzusagen, wie sich sein Sprach- und Kommunikationserwerb vollziehen wird: Zu unterschiedlich sind die Entwicklungsvoraussetzungen, die das Kind mitbringt. Gerade deshalb ist es wichtig, von Anfang an die Sprach- und Kommunikationsfähigkeiten so zu fördern, dass unter den gegebenen Bedingungen die bestmöglichen Entwicklungschancen bestehen. Mit ihrer langjährigen Erfahrung in der frühen Sprach- und Kommunikationsförderung beantwortet die Autorin viele Fragen, die sich Eltern von Kindern mit Down-Syndrom stellen, und gibt praxisnahe Tipps und Hilfen zur Unterstützung der Sprachentwicklung. Ohne dogmatische Festlegung auf bestimmte Methoden oder Konzepte schildert sie die gesamte Bandbreite dessen, was als Hilfestellung funktionieren kann, und die Notwendigkeit, daraus das jeweils auf das Kind zugeschnittene Angebot auszuwählen. Dabei werden allgemeine Sprachförderprinzipien ebenso erläutert wie der Einsatz von Gebärden oder frühem Lesen oder Fragen zur Nahrungsaufnahme und Mundmotorik. Außerdem erhalten Eltern und Förderteam-Mitglieder wertvolle Hinweise zur multiprofessionellen Zusammenarbeit und auf zusätzliche Informationsquellen.
Der Autorin gelingt ein sehr einfühlsamer Überblick über die Möglichkeiten und Perspektiven, die sich durch eine frühe und gezielte Förderung ergeben, ohne die vorhandenen Entwicklungsgrenzen und Alltagsprobleme zu verschweigen. Ziel ist dabei immer, dem Kind die größtmöglichen Kommunikationswege zu eröffnen: Dieser Ratgeber möchte Eltern und andere Partner im Unterstützungsnetzwerk des Kindes ermutigen, sich neugierig und anregend auf das Abenteuer Spracherwerb bei ihrem Down-Syndrom-Kind einzulassen.

Dr. Claudia Iven
Herausgeberin

| Einleitung

„Das Gras wächst auch nicht schneller,
wenn man daran zieht"
(Afrikanisches Sprichwort)

Dieser Ratgeber richtet sich an alle Menschen, die mit Kindern mit Down-Syndrom (DS) kommunizieren.

Eltern, Großeltern, Geschwister, Erzieher, Lehrer, Therapeuten, Ärzte stehen vor der Herausforderung, mit Kindern zu sprechen, die ihre ganz eigene Art der Kommunikation haben.

Manche Kinder mit Down-Syndrom sprechen sehr unverständlich und verwaschen, andere wiederum sprechen nur in kurzen Äußerungen. Dann gibt es auch Kinder mit DS, die gar nicht mit Lautsprache kommunizieren, wiederum andere Kinder sprechen in komplexen Satzstrukturen. Die Unterschiede in der Sprachentwicklung bei Kindern mit DS sind groß: Viele Kinder durchlaufen nahezu die gleiche Sprachentwicklung wie Kinder ohne Down-Syndrom, nur zeitlich stark verzögert. Viele Kinder zeigen eine Verzögerung der Sprachentwicklung von ca. zwei Jahren, sodass die ersten Wörter in einem Alter von gut drei Jahren gesprochen werden. Es gibt aber auch Kinder, die früher ihre ersten Wörter sprechen und andere, die bei Schuleintritt noch gar keine Lautsprache verwenden. Die meisten Menschen mit DS sprechen ihre ersten Wörter zwischen dem ersten und dem sechsten Lebensjahr, wobei die ersten 50 Wörter meist im Alter zwischen dreieinhalb und sechs Jahren gesprochen werden. Dies sind Durchschnittswerte aus Forschungsstudien, sodass es sein kann, dass Ihr Kind eine andere Entwicklung zeigt.

Auch wenn die Lautsprache in unserer Gesellschaft einen hohen Stellenwert hat, ist es umso wichtiger zu verstehen, dass Kinder auch etwas zu „sagen" haben, wenn sie noch nicht sprechen. Die Aufgabe von (früher) Sprachförderung muss es daher sein, alle Kommunikationskanäle zu nutzen, damit Kinder ihre Bedürfnisse, ihre Wünsche, ihre Freude, ihren Ärger, ihre Schmerzen etc. äußern können. Eine frühe Unterstützung der Kommunikations- und Sprachentwicklung ist deshalb unumgänglich. Ein Weg dahin können Gebärden sein. Die Förderung von Kindern mit Down-Syndrom kann nur in der interdisziplinären Zusammenarbeit zwischen Kinderarzt, HNO-Arzt, Erziehern/Lehrern, Therapeuten und Eltern gelingen. Da dieser Ratgeber die Förderung und die Therapie von Kommunikation, Sprache und Nahrungsaufnahme thematisiert, wird an vielen Stellen auf die Fachkraft des Sprachtherapeuten/Logopäden hingewiesen, der selbstverständlich nur *ein* Unterstützer von Kindern mit DS ist.

Die selbstständige Teilnahme am gesellschaftlichen Leben mit so viel Unabhängigkeit wie möglich kann ein Erziehungsziel sein. Soziale Netzwerke und möglichst viel Teilhabe an ganz „normalen" Aktivitäten (Krabbelgruppe, Musikalische Früherziehung, Kinderturnen, Schwimmverein etc.) sind ein Weg dorthin.
„Das Gras wächst auch nicht schneller, wenn man daran zieht" ist ein Sprichwort, das verdeutlichen soll, dass im gemeinsamen Leben mit Kindern mit Down-Syndrom alle miteinander viel Geduld benötigen. Denken Sie bei allen Handlungen immer daran, dass Kinder mit DS einerseits längere Reaktionszeiten haben und andererseits viele Wiederholungen brauchen, um Dinge abzuspeichern. Für uns Menschen ohne DS hat dies auch einen Vorteil: Entschleunigung.
Entwicklung kann man nicht erzwingen, aber wir können gute Bedingungen für Sprachentwicklung schaffen. Auch Gras braucht einen bestimmten Boden, regelmäßig Wasser, ausgewogen Sonne und gelegentlich Dünger, um zu gedeihen. Ob man Gänseblümchen, Klee, Moos und Löwenzahn im Gras als störend oder eher als Bereicherung ansieht, ist jedem Gärtner selbst überlassen.
In diesem Sinn wünsche ich Ihnen viel Freude, Kreativität, Geduld und auch Humor bei der Begleitung Ihres Kindes mit DS. Leben Sie „Normalität", die anderen sind auch besonders – nur anders.

Barbara Giel

Mein besonderer Dank gilt allen Kindern, Jugendlichen mit Down-Syndrom und anderen genetischen Syndromen sowie deren Eltern/Bezugspersonen, die mir in den letzten Jahrzehnten beigebracht haben, langsam und kreativ Sprachtherapie zu gestalten.
Meinen Kolleginnen und Kollegen aus dem Zentrum für Sprachtherapie in Moers, insbesondere Frau Dr. Andrea Liehs und Herrn Dr. Volker Maihack, danke ich für den fachlichen Austausch, die konstruktive Kritik und das gemeinsame Engagement.

Hören und andere Voraussetzungen für Sprache, Sprechen und Kommunikation

Sprache, Sprechen und Kommunizieren können nicht losgelöst von anderen Bedingungsfaktoren und Fähigkeiten gesehen werden. Wie die Abbildung zeigt, beeinflussen körperliche/medizinische Merkmale, die Kognition, die Motorik/Sensorik und auch gesellschaftliche/soziale sowie kulturelle Aspekte die Sprach- und Kommunikationsentwicklung des Kindes. Bei Kindern mit DS sind in der Regel die Kognition, die körperlichen Merkmale sowie die Motorik/Sensorik verändert, sodass diese Bedingungsfaktoren in unterschiedlicher Weise die Sprachentwicklung beeinflussen können.

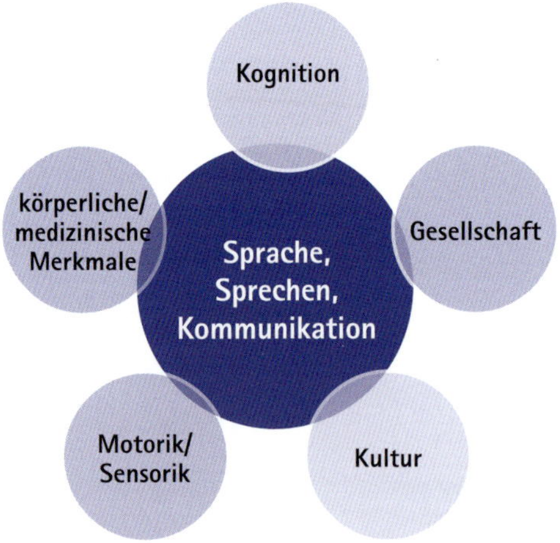

Sprache, Sprechen, Kommunikation und ihre Bedingungsfaktoren

Ausführungen zur Kognition finden Sie im Kapitel *„Kognition bei Kindern mit Down-Syndrom"*. Dort finden Sie auch Tipps zur Lernförderung, die Kindern mit Down-Syndrom das Aufnehmen und Abspeichern von Sprache erleichtern sollen.

Bei Kindern mit Down-Syndrom gibt es eine Vielzahl an körperlichen und medizinischen Merkmalen, die auftreten **können**, aber selbstverständlich nicht auftreten **müssen**. Wurde beispielsweise ein Kind mit einem Herzfehler geboren, hat es besondere Ausgangsbedingungen und ist in den ersten Wochen und Monaten nur gering belastbar. Dies kann indirekt Einfluss auf die Sprachentwicklung haben, da diese Kinder viele Lernerfahrungen erst zu einem späteren Zeitpunkt machen können, sodass sich dadurch die Sprachentwicklung verzögert.

Bei den körperlichen und medizinischen Merkmalen haben vor allem die **Hörbeeinträchtigungen** Einfluss auf die Sprachentwicklung, sodass diese im Folgenden näher dargestellt werden.
Ob die Auffälligkeiten im **Mund-/Gesichtsbereich** (orofaziale Dysfunktionen) auch einen Einfluss auf den Spracherwerb haben, wird von der Fachwelt zurzeit unterschiedlich diskutiert. Im Kapitel *„Nahrungsaufnahme, Mundatmung & Co"* wird ausführlich auf die möglichen Besonderheiten bei Kindern mit DS eingegangen.

Hörbeeinträchtigungen bei Kindern mit Down-Syndrom

Hören ist eine wichtige Voraussetzung für den Lautspracherwerb. Das Ohr wird regelmäßig durch eine kleine Röhre (Eustachische Röhre) zwischen Nasen-Rachen-Raum und Ohr belüftet. Bei Kindern mit DS kann es dazu kommen, dass schon sehr früh, z.B. kurz nach der Geburt, Mittelohrentzündungen auftreten. Dabei werden häufig Sekrete hinter dem Trommelfell abgelagert, was in der Regel Ohrenschmerzen verursacht. Da viele Kinder mit DS jedoch ein reduziertes Schmerzempfinden (Hypästhesie) haben, melden sie sich bei Ohrenschmerzen nicht, und es kann sich Sekret hinter dem Trommelfell ansammeln. Ist dieses Sekret lange dort, empfangen die Kinder die Höreindrücke „gedämpft" und es besteht die Gefahr der Entstehung einer Hörstörung (Schallleitungsstörung). Der Schall gelangt nur noch wie durch eine dicke Watteschicht an die zentralen Hörnerven im Innenohr, die die Schallreize zur Verarbeitung an das Gehirn weiterleiten.

Aufbau des Ohres

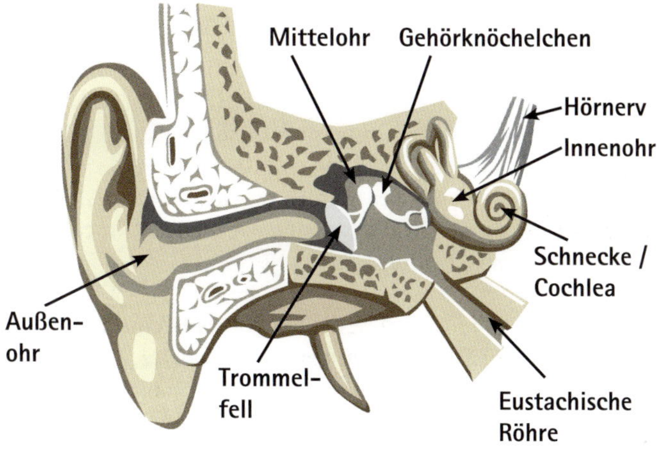

Normales Hörvermögen

Das menschliche Ohr wird in drei Teile unterteilt: das Außenohr, das Mittelohr und das Innenohr. Sprache, Geräusche oder auch Musik erzeugen Schall. Diese Schallwellen treffen auf das „Außenohr", d.h. auf die Ohrmuschel und den äußeren Gehörgang, und versetzen das Trommelfell, das sich am Ende des Gehörganges befindet, in Schwingungen. Das Trommelfell beginnt nun zu schwingen, sodass die Schallwellen über die im Mittelohr liegenden kleinen Gehörknöchelchen (Hammer, Amboss, Steigbügel) an das Innenohr weitergeleitet werden. Das Mittelohr ist mit dem Nasen-Rachen-Raum durch die Eustachische Röhre verbunden. Jedes Mal wenn wir schlucken, öffnet sich diese Röhre kurz und erzeugt einen Druckausgleich im Mittelohr. Dies ist wichtig, damit das Trommelfell frei schwingen kann. Die Gehörknöchelchen bilden über Gelenke eine Kette und sind an einem Ende mit dem Innenohr (ovales Fenster) verbunden. Wenn Störungen in diesem Bereich auftreten, spricht man von „Schallleitungsstörung". Das Innenohr hat die Form einer Schnecke und ist mit Flüssigkeit gefüllt. Durch die Bewegungen des ovalen Fensters am Eingang des Innenohrs entstehen Wellenbewegungen. Diese Wellenbewegungen werden von Sinneszellen/Haarzellen als Nervenimpulse/elektrische Signale durch den Hörnerv an das Gehirn zur Verarbeitung weitergeleitet. Im Gehirn werden diese Nervenimpulse Geräuschen, Sprache oder Klängen zugeordnet.
Auch wenn es schwer vorstellbar ist, die Unterscheidung zwischen einem quietschenden Autoreifen und einem Wort mit Bedeutung nimmt aber nicht das Ohr, sondern das Gehirn vor. Es entscheidet, ob das Schallereignis, was mich hinhören lässt, Krach oder Sprache ist und welches Wort gemeint ist (Hose/Rose/Dose/Soße). Ist der Weg von der Geräuschquelle zum Empfänger Gehirn durch ein Sekret verstopft, ist diese Unterscheidung behindert und schwer möglich.
Wir hören verschiedene Tonhöhen, die in Hertz (Hz) gemessen werden. Lautstärke wird in Dezibel (dB) gemessen. Tonhöhen werden in Frequenzen beschrieben. Menschen können in einem Frequenzbereich von ca. 20 Hz – 20.000 Hz hören. Sprechlaute liegen in verschiedenen Frequenzen. Insbesondere die sogenannten Zischlaute /s,sch,ch,f/ liegen in hohen Frequenzbereichen von ca. 4.000 – 6.000 Hz.
Störungen im Mittelohrbereich werden als *Schallleitungsstörungen* bezeichnet, Störungen im Innenohr als *Schallempfindungsstörungen*. Probleme der Hörverarbeitung im Gehirn nennt man *zentrale Hörstörung*.

Hilfen bei Mittelohrentzündungen und bei Hörbeeinträchtigungen

Bei den ersten Anzeichen einer Mittelohrentzündung oder gar von Hörproblemen ist unbedingt der Hals-Nasen-Ohren-Arzt oder ein Phoniater aufzusuchen. Aufgrund der reduzierten Schmerzempfindung von Kindern mit DS kann es auch sein, dass das Kind keine Schmerzen anzeigt, sondern sich lediglich öfter ans Ohr fasst. Der HNO-Arzt untersucht das Kind und entscheidet, ob eine medikamentöse Behandlung ausreicht oder ob andere medizinische Schritte eingeleitet werden müssen. Bei Ansammlung von Flüssigkeiten hinter dem Trommelfell kann eine sogenannte Parazentese durchgeführt werden, bei der durch einen Schnitt ins Trommelfell ermöglicht wird, dass Sekret abfließen kann. Ist dieser Schritt aus medizinischer Sicht nicht ausreichend, wird zur Verbesserung der Belüftung des Ohrs und zum Abfließen des Sekrets in einer OP unter kurzer Narkose ein sogenanntes Paukenröhrchen eingesetzt. Diese Paukenröhrchen bleiben so lange im Trommelfell, bis sie von alleine herausfallen. Sie garantieren, dass das Ohr ständig ausreichend belüftet wird. In der Regel müssen die Paukenröhrchen von Zeit zu Zeit erneuert werden. Beim Schwimmen müssen die Kinder besondere Ohrstöpsel tragen, damit kein Wasser hinter das Trommelfell gerät. Besteht jedoch schon eine schwere Schallleitungsstörung, benötigt das Kind Hörgeräte, damit es ungehindert die Lautsprache erwerben kann.

Es ist sinnvoll, das Kind routinemäßig ca. alle halbe Jahre beim HNO-Arzt vorzustellen, um eine Hörstörung zu vermeiden.

LITERATURTIPP

Broschüren des DS-InfoCenters (s. Adressen am Ende des Ratgebers):

- Infobroschüre DS-Gesundheits-Check
- Infobroschüre Medizinische Aspekte bei Down-Syndrom

Spracherwerb bei Kindern mit DS: Sprache ist mehr als Sprechen

Die Sprachentwicklung von Kindern ist ein Wunder: Kinder lernen in der Regel in den ersten Lebensjahren ganz automatisch, sich mithilfe von Wörtern und später von Sätzen verständlich auszudrücken. Von den ersten Lauten bis hin zu komplexen Sätzen ist es jedoch ein weiter Weg.

Wie in der Abbildung dargestellt, unterscheidet man vier Sprachebenen, die Kinder erlernen, um kompetente Sprecher zu werden. Diese Sprachebenen (Aussprache, Wortschatz, Grammatik, Kommunikation) werden nicht nacheinander erlernt, sondern greifen ineinander. Im Folgenden werden diese Sprachebenen und ihre möglichen Störungen kurz beschrieben.

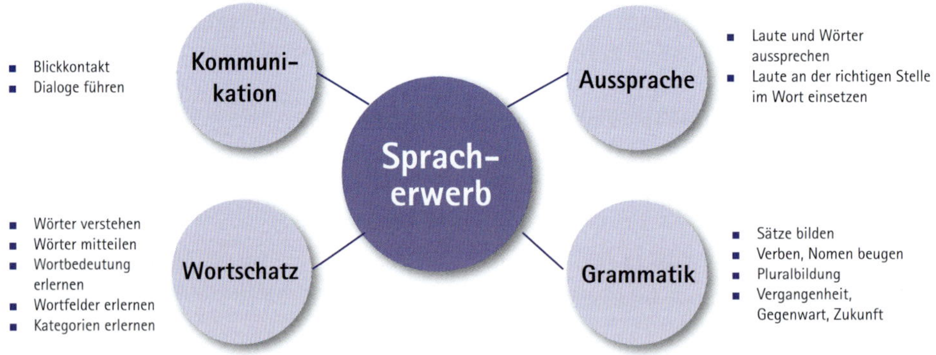

Sprachebenen und Spracherwerb

Sprachtherapie und Sprachförderung

Kinder mit DS benötigen zur Unterstützung ihrer Sprachentwicklung sowohl Sprachtherapie als auch Sprachförderung. Sprachförderung ist der Oberbegriff für alle unspezifischen Förderungen, die die Bezugspersonen (Eltern, Großeltern, Erzieher ...) durchführen, um das Kind in seiner Sprachentwicklung zu begleiten. Dazu zählen das Vorlesen und Betrachten von Bilderbüchern, das gemeinsame Singen, Reime sprechen, Verse klatschen, Zuhören, Fragen stellen etc. Im Kindergarten findet Sprachförderung häufig in der Gruppe statt. Die Erzieherinnen haben dazu meist umfassende Fort- und Weiterbildungen besucht.

Da bei Kindern mit DS eine Sprachentwicklungsstörung (SES) besteht und häufig auch Probleme in der Mundmotorik (orofaziale Dysfunktion) auftreten, ist eine Sprachtherapie zur Diagnostik und zur spezifischen Förderung unumgänglich. Sprachtherapie ist ein gesetzlich verankertes Heilmittel, welches nach einer ärztlichen Untersuchung vom Kinderarzt oder Hals-Nasen-Ohren-Arzt verordnet wird. Bei einer möglichst frühen Vorstellung bei einer Sprachtherapeutin wird – auch bei Kindern, die noch nicht sprechen – der aktuelle Sprachentwicklungsstand erhoben. Danach können in der Elternberatung hilfreiche Fördermaßnahmen besprochen und aufgezeigt werden. Je nach Ergebnis der Diagnostik wird entschieden, ob eine Sprachförderung durch die Eltern und Erzieher ausreicht oder ob eine begleitende Sprachtherapie notwendig ist. (vgl. Kapitel *„Der Weg zur Sprachtherapie“*).

LITERATURTIPP

- Infobroschüre Sprachtherapie - Sprachförderung:
  Maihack, V./de Langen-Müller, U.: Sprachentwicklung ist kein Kinderspiel ... Sprachförderung oder Sprachtherapie? Welche Hilfe braucht das Kind? Informationsbroschüre des Deutschen Bundesverbandes der akademischen Sprachtherapeuten (www.dbs-ev.de).

Aussprache

Die Aussprache, also das Produzieren von Sprachlauten, ist die Voraussetzung dafür, dass wir Wörter verständlich artikulieren können. Kinder erlernen in den ersten Lebensjahren die verschiedenen Sprachlaute ihrer Muttersprache nach einer bestimmten Erwerbsabfolge, also Laut für Laut. Neben den einzelnen Sprachlauten lernen sie auch, nach welchen Regeln die Laute in einem Wort eingesetzt werden.

Aussprachestörung

Viele Kinder mit DS haben eine unverständliche oder auch verwaschene Aussprache, Fachleute sprechen dann von einer phonetisch-phonologischen Aussprachestörung. Früher wurde dafür auch der Begriff Dyslalie verwendet.

Aussprachestörungen können unterschiedliche Gründe haben, z.B.:

- Das Kind kann noch nicht alle Sprachlaute bilden.
- Das Kind hat noch nicht alle Sprachregeln erlernt, z.B. wann welcher Laut verwendet wird.
- Das Kind hat eine sogenannte verbale Entwicklungsdyspraxie (s. Kapitel *„Stottern, Poltern, Mutismus, Stimmstörungen und verbale Entwicklungsdyspraxie“*).
- Das Kind hat eine Hörstörung.

- Dem Kind fehlt es an „Sprechübung".
- Eine Zahn- oder Kieferfehlstellung ist so stark ausgeprägt, dass bestimmte Sprachlaute (z.B. /s/ oder /sch/) nicht korrekt gebildet werden können.

Sprachtherapie bei Aussprachestörung

Der Sprachtherapeut wird durch eine Diagnostik mit einem Aussprachetest herausfinden, in welchem Bereich Ihr Kind Probleme hat. Das sogenannte Sprachlautinventar der deutschen Sprache wird überprüft, d.h. welche Sprachlaute (Phone) das Kind in welcher Position im Wort bereits bilden kann. Auch die sogenannten Sprachlautregeln (phonologische Regeln) werden überprüft. Dazu stehen Sprachtherapeuten verschiedene Tests zur Verfügung. Je nach Ergebnis der Aussprachediagnostik werden dann einzelne Laute geübt und gefestigt. Außerdem können auch die phonologischen Regeln der Laut-Verwendung Gegenstand der Therapie sein.
Wenn das Ziel der Sprachtherapie die Verbesserung der Aussprache ist, so werden häufig „klassische" Methoden aus der Sprachtherapie angewendet, wie beispielsweise die Artikulationstherapie in Anlehnung an van Riper und die Minimalpaartherapie. Als hilfreich hat es sich erwiesen, dem Kind sehr viele Wiederholungen des zu lernenden Lautes in verschiedenen Übungs- und Spielmodalitäten zu ermöglichen. Insbesondere lautsprachunterstützende Gebärden können dem Kind eine visuelle Hilfe sein, die das Erlernen erleichtern. Bei älteren Kindern kann der Einsatz von Schrift hilfreich sein.

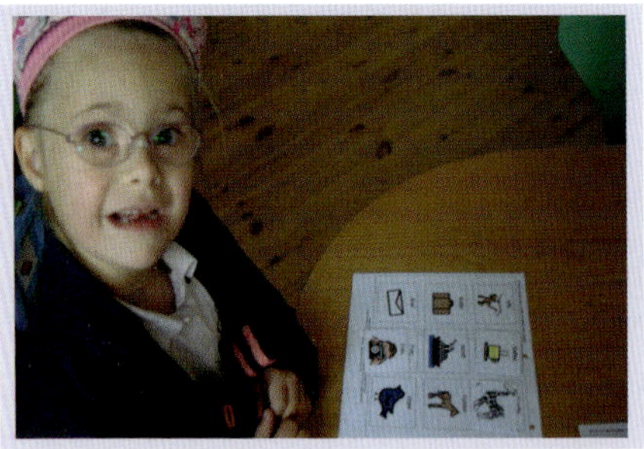

Artikulationstherapie Sprachlaut /f/

Als ganzheitlicher Ansatz wirkt sich häufig auch das „Frühe Lesen" positiv auf die Aussprache aus, da die Kinder dort eine visuelle Unterstützung haben und die Wörter häufig wiederholen (s. Kapitel *„Sprachförderung durch das Konzept ‚Frühes Lesen'"*).

Sprachförderung bei Aussprachestörungen

Das korrektive Feedback können alle mit dem Kind sprechenden Personen anwenden, damit das Kind möglichst häufig die richtige Aussprache hört und zum Sprechen angeregt wird. Beim korrektiven Feedback wird das Kind nicht direkt verbessert oder gar zum Nachsprechen des Wortes aufgefordert, sondern der Kommunikationspartner wiederholt das korrigierte Wort in einem passenden Zusammenhang.

BEISPIEL

Kind: „ato putt"
Erzieherin: „Auto kaputt" oder „Das Auto ist kaputt!"

Auch der Einsatz von lautsprachunterstützenden Gebärden kann von den Bezugspersonen gefördert werden. Darüber hinaus ist es hilfreich, dass die Ausspracheübungen, die in der Sprachtherapie als Hausaufgabe aufgegeben werden, täglich zu Hause oder in der Kita durchgeführt werden.

Wortschatz und Sprachverständnis

Der Wortschatz, in der Fachsprache Lexikon genannt, steht im Zentrum der Sprachentwicklung.
Alle Kinder, auch Kinder mit DS, haben lange bevor sie Wörter aussprechen können einen unterschiedlich großen passiven Wortschatz. Dies bedeutet, dass die Kinder Wörter verstehen, sie aber noch nicht sprechen können. Der passive Wortschatz ist bei allen Kindern, auch bei Kindern mit DS, immer größer als der aktive Wortschatz, also als das, was sie mündlich oder mit Gebärden mitteilen können.
Kinder erlernen jedoch nicht einfach Wörter, sondern sie erlernen vor allem das, was das Wort bedeuten soll. Diese Wortbedeutung (in der Fachsprache: Semantik) erlernen sie meist durch Handlungen und Spielen. Einige Kinder mit DS spielen jedoch weniger eigenaktiv, deshalb sollten sie auch aus Gründen des Wortschatzaufbaus zum Spielen angeregt werden.
Da wir unzählige Wörter erlernen können, brauchen wir im Gehirn ein System zur Organisation und Strukturierung dieser Wörter. Wörter müssen gespeichert, abgerufen und einer bestimmten Wortform zugeordnet werden. Sogenannte Kategorisierungen helfen, die Wörter in verschiedenen „Schubladen" abzulegen, damit der Zugriff auf diese Wörter schnell gelingt.

Die Entwicklung von Wortschatz und Wortbedeutung bei Kindern mit DS

Die Wortschatzentwicklung ist bei Kindern mit Down-Syndrom verlangsamt. Sie sprechen in der Regel ihre ersten Wörter im dritten Lebensjahr. Es gibt aber auch Kinder, die ihre ersten Wörter früher sprechen, und Kinder, die kaum Lautsprache verwenden. Die meisten Menschen mit DS sprechen ihre ersten Wörter zwischen dem ersten und dem sechsten Jahr, wobei die ersten 50 Wörter zwischen dreieinhalb und sechs Jahren gesprochen werden. Dies sind Durchschnittswerte aus Forschungsstudien, möglicherweise zeigt Ihr Kind eine andere Entwicklung.

Der Erwerb von sogenannten Inhaltswörtern (Nomen, Verben, Adjektiven) fällt Kindern mit DS leichter als der Erwerb von sogenannten Funktionswörtern (z.B. Artikel: der,

die, das; oder Präpositionen wie: auf, unter, neben), die eine unspezifische Bedeutung haben und für Kinder mit Down-Syndrom daher abstrakt sind.
Kinder mit DS haben Probleme, den erlernten Wortschatz (Aufbau von Wortfeldern, Aufbau von Kategorien/semantischen Relationen/Hierarchien) sinnvoll zu strukturieren. Damit sie Wörter abspeichern und später auch wieder abrufen können, brauchen sie Unterstützung beim Aufbau ihres Lexikons. Beim Erlernen von Wortfeldern und durch das Aufzeigen von Kategorien bzw. sogenannter semantischer Hierarchien (*Oberbegriffe:* z.B. Fahrzeuge; *Unterbegriffe:* z.B. Traktor; *Gegensätze:* z.B. groß – klein; *semantische Felder:* z.B. Feuerwehr) können Kinder mit DS „leichter" lernen.

Sprachtherapie und Sprachförderung: Unterstützung der Wortbedeutungsentwicklung und Wortschatzerweiterung

Auch wenn Kinder noch kein Wort sprechen, kann in der Sprachtherapie mithilfe verschiedener Untersuchungs- und Testverfahren ermittelt werden, wie die Sprachverständnisleistung eines Kindes mit DS ist. Voraussetzung für eine solche Überprüfung ist, dass das Kind sich über einen kurzen Zeitraum konzentrieren kann und einfache Aufforderungen wie zum Beispiel „Zeige mir …" oder „Lege …" verstehen und umsetzen kann.

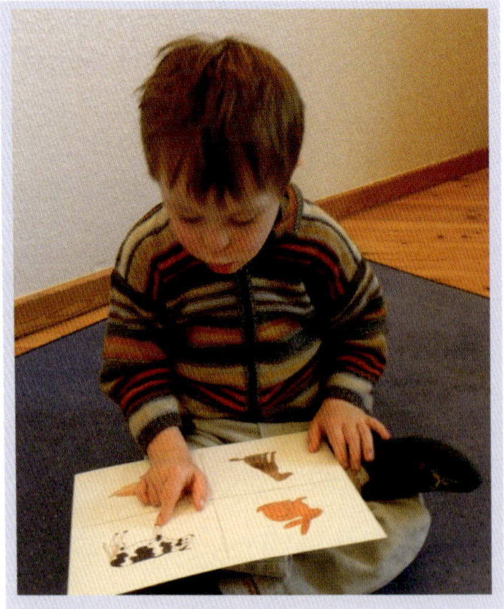

Sprachverständnisüberprüfung mit dem Test SETK-2 (Grimm, H.: SETK-2. Sprachentwicklungstest für zweijährige Kinder. Hogrefe Verlag)

Kinder mit DS haben generell Probleme beim „Speichern" von Wörtern. Dabei gilt: Je abstrakter die Wörter sind, umso schwieriger sind der Bedeutungserwerb und das Lernen der Wörter. Kinder mit DS lernen am besten durch viele Wiederholungen. Dazu eignet es sich, einen Themenbereich intensiv zu entdecken, zu erkunden, zu erforschen und zu erobern.

BEISPIEL BAUERNHOF

Wenn Ihr Kind sich gerade für ein Buch über einen Bauernhof interessiert oder gerade einen kennengelernt hat, ist es sinnvoll, auch in anderen Zusammenhängen dem Kind Erfahrungen motorischer, sensorischer und sprachlicher Art zum Thema anzubieten. Die folgende Abbildung zeigt dazu Möglichkeiten auf.

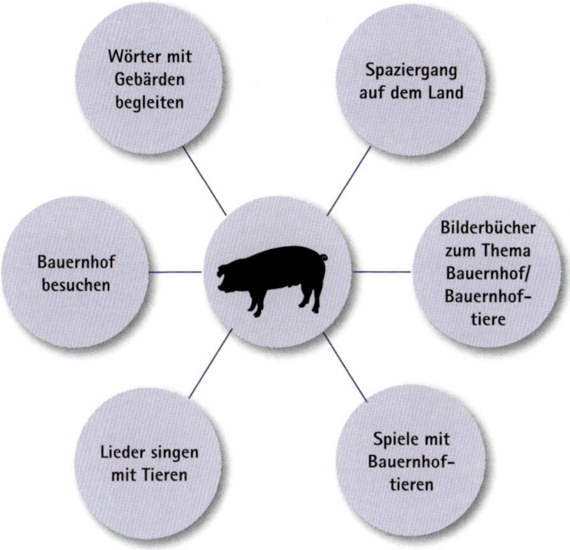

Sprachförderung rund um das Wortfeld Bauernhof

- Begleiten Sie beim Benennen der Tiere (Nomen) und ihrer Tätigkeiten (Verben) Ihre Worte durch eine Gebärde der Deutschen Gebärdensprache (DGS).
- Benutzen Sie immer dieselben Wörter für die gleichen Handlungen, Dinge, Tätigkeiten, z.B. immer „fressen" und nicht abwechselnd „essen/fressen", immer „Pferd" statt abwechselnd „Hengst, Schimmel, Pferd, Stute".
- Beschränken Sie sich am Anfang auf einen begrenzten Wortschatz und bieten Sie dem Kind dafür viele Wiederholungen dieser Wörter an, z.B. Bauernhoftiere: Kuh, Pferd, Schaf, Schwein, Hund, Katze, Huhn. Ziege, Gans oder Hahn können später gelernt werden.
- Besuchen Sie mit dem Kind einen Bauernhof und erkunden Sie diesen. Überlegen Sie zusammen, was die Tiere tun, wo sie schlafen, was sie fressen ...
- Machen Sie einen Spaziergang auf dem Land vorbei an Weiden mit Kühen, Pferden ...
- Singen Sie Lieder mit Tieren (z.B. „Onkel Jörg hat einen Bauernhof").
- Spiele mit Bauernhoftieren (Puzzle, Playmobil, Holztiere), bei denen das Kind die Wortbedeutungen im Spiel erfahren kann.
- Zum Thema passende Regel- oder Brettspiele (bei älteren Kindern).

BEISPIEL THEMA FARBEN

Auch hier ist es sinnvoll, neben Büchern zum Thema Farbe dem Kind viele Möglichkeiten zum Begreifen der Farbbegriffe zu geben. Sprachförderung rund um das Wortfeld „Farben": Farbgebärden, farbige Knete, Farbwürfel-Spiele, bunte Bilder malen, Farb-Lieder

- Setzen Sie beim Aussprechen der Farben zusätzlich die Gebärden der Deutschen Gebärdensprache (DGS) ein.
- Singen Sie Lieder mit Farben (Rot, rot, rot sind alle meine Kleider; Rot und Gelb, Blau und Grün, alle Farben find ich schön; ...).
- Spielen Sie Spiele, bei denen die Farben häufig wiederholt werden (Quips, Tempo kleine Schnecke, Colorama, ...).
- Kneten Sie mit verschiedenen Farben und benennen und erfragen Sie dabei die Farben etc.
- Lassen Sie Bilder malen und die Farben mit einem großen Farbwürfel würfeln.
- Bauen Sie mit bunten Bauklötzen, deren Farben gewürfelt werden.

Aber Vorsicht: Wenn Kinder Fehler beim Benennen der Farben machen, bedeutet das nicht, dass sie keine Farben kennen oder unterscheiden können, sondern dass sie noch nicht die Namen der Farben sicher unterscheiden: Dies ist ein großer Unterschied.

Damit Kinder mit DS eigenaktiv am gesellschaftlichen und sozialen Leben teilnehmen können, ist ein passiver und aktiver Wortschatz in verschiedenen Wortfeldern Voraussetzung. Einerseits sollte man sich beim Auswählen der Wortfelder nach den Interessen des Kindes richten, andererseits sollte beachtet werden, was das Kind braucht, um eigenaktiv in seinem Umfeld (Familie, Kita, Schule) kommunizieren zu können. Mögliche weitere Themen sind: Anziehsachen, Nahrungsmittel, Ferien, Kindergarten, Schule, Fahrzeuge etc.

Grammatik

Im Bereich der Grammatik wird der Schwerpunkt auf die Satzstellung (Syntax) und die Wortlehre (Morphologie) gelegt.
Parallel zum Erwerb des Wortschatzes erwirbt das Kind erste grammatische Strukturen. Der Grammatikerwerb ist an die Länge der Wortäußerungen gekoppelt. Fachleute sprechen von Einwort-, Zweiwort- und Mehrwortäußerungen.
Der Dysgrammatismus (auch morphologisch-syntaktische Störung) ist Teil einer Sprachentwicklungsstörung. Das Kind erwirbt die grammatischen Regeln fehlerhaft oder bestimmte Regeln auch gar nicht. Verben, Adjektive und Nomen werden nicht in der richtigen Satzstellung und Form benutzt. Bestimmte grammatische Elemente

werden ausgelassen oder vereinfacht. Kinder mit DS bilden meist einfache Hauptsätze ohne Nebensätze oder sprechen im Telegrammstil, d.h. nur mit einzelnen Wörtern.

Sprachtherapie und Sprachförderung: Unterstützung der Grammatik

In der Sprachtherapie wird mit speziellen Diagnostikverfahren untersucht, auf welcher grammatikalischen Entwicklungsstufe das Kind mit DS gerade steht. Je nach Entwicklungsstand können der Aufbau von Wortkombinationen, der Aufbau und die Erweiterung der Satzstruktur, die Flexibilisierung von Satzstrukturen (z.B. Fragesätze) oder die Verwendung von Singular/Plural (Numerus), Zeitformen (Tempus) oder die Fälle (Kasus) Gegenstand der Grammatiktherapie sein. So werden beispielsweise Kinder, die in Einwortäußerungen sprechen, dabei unterstützt, Zweiwortäußerungen zu produzieren (z.B.: Mama da, Auto putt, Papa weg), wobei der Aufbau des Wortschatzes die Voraussetzung für den Aufbau von Wortkombinationen ist.

Kinder, die bereits in Zweiwortäußerungen sprechen oder gebärden, werden dabei unterstützt, Mehrwortäußerungen zu produzieren. In dieser Phase stellen die Kinder das Verb ans Ende ihres Satzes, was grammatikalisch nicht richtig ist (z.B.: Paula Wasser trinken). Die richtige Verbstellung, Fachleute sprechen von der Verbzweitstellung, wird zu einem späteren Zeitpunkt erworben und auch dann erst geübt (z.B.: Paula trinkt Wasser).

Kinder mit DS bleiben in der Regel relativ lange auf einer grammatikalischen Entwicklungsstufe stehen und brauchen viel Unterstützung beim Erlernen komplexerer Strukturen. Hierbei haben sich – im Gegensatz zur Sprachtherapie von Kindern ohne DS – sogenannte Satzmusterübungen bewährt (z.B.: Paula fährt Fahrrad. Paula fährt Dreirad. Paula fährt Roller.).

Ähnlich wie bei der Förderung des Wortschatzes und der Aussprache ist es auch bei der Förderung der Grammatik günstig, wenn das Kind von möglichst vielen Kommunikationspartnern (Eltern, Erzieher, Lehrer, Therapeuten) bei der Bildung der jeweiligen Zielstruktur (z.B. Fragesatz, Verbzweitstellung) unterstützt und dazu aufgefordert wird, diese auch im Alltag zu benutzen.

Frühe Förderung der Kommunikations- und Sprachentwicklung

Die Förderung der „Vorausläuferfähigkeiten" für Sprache

Kommunikations- und Sprachförderung fängt lange bevor das erste Wort gesprochen wird an. Kinder lernen bereits in den ersten Lebensmonaten wichtige Fähigkeiten, die sogenannten „Vorausläuferfähigkeiten" für die Sprachentwicklung. Dazu zählen unter anderem ein gemeinsamer Blickkontakt, die Fähigkeit, gemeinsam etwas anzuschauen und sich darüber zu verständigen, das abwechselnde Handeln, die Nachahmung und noch viele andere Fähigkeiten.
Die Entwicklung dieser Vorausläuferfähigkeiten verläuft in bestimmten Stufen. In der Beobachtung wird der Sprachtherapeut die aktuelle Entwicklungsstufe des Kindes erfassen, um mit Ihnen dann gemeinsam Ideen und Spiele für die Förderung der nächsten Entwicklungsstufe zu besprechen. Nachdem Sie diese Fördermöglichkeiten gemeinsam mit Ihrem Kind und dem Sprachtherapeuten ausprobiert haben, können Sie sie dann in den Alltag einfließen lassen.

Kinder mit Down-Syndrom im Alltag fördern

In den ersten Wochen und Monaten:

- Sprechen Sie mit erhöhter Stimme und mit einer überzogenen Betonung mit Ihrem Kind.
- Ahmen Sie die kindlichen Laute und die kindliche Mimik nach und wiederholen Sie sie.
- Modulieren Sie die Laute und Geräusche des Kindes.
- Warten Sie unbedingt, bis das Kind eine Pause beim „Brabbeln" oder „Lallen" macht, und reagieren Sie erst danach.
- Suchen Sie den Blickkontakt des Kindes.
- Lenken Sie die Aufmerksamkeit des Kindes auf einen Gegenstand (z.B. beim Wickeln auf ein Mobile, im Kinderbett auf die Spieluhr).

Falls Ihr Kind aus eigener Initiative nur sehr wenig Eigenaktivität (Lautieren, Blickkontakt) und Interesse zeigt, fordern Sie es immer wieder auf und wecken Sie sein Interesse an Stimmen, Lauten, Liedern, Blicken etc.

Im ersten Lebensjahr/in den ersten Lebensjahren (abhängig vom Entwicklungstempo des Kindes):

- Führen Sie Lalldialoge (das Kind lallt, Sie antworten mit Lallen).
- Dialoge führen heißt, sich abzuwechseln, egal ob anfangs mit Geräuschen (Rassel, Trommel, Klopfen ...), Lauten und später dann mit Wörtern und/oder Gebärden (diese Fähigkeit des sich Abwechselns nennt man Turn-Taking).
- Richten Sie die Aufmerksamkeit gemeinsam mit Ihrem Kind auf etwas.
- Schauen Sie sich gemeinsam mit dem Kind etwas an (Triangulieren) und unterhalten Sie sich mit ihm darüber.
- Machen Sie mit dem Kind Guck-Guck-Spiele, zum Beispiel mit einem Tuch. Spielen Sie kleine Versteckspiele (so trainieren Sie die Objektpermanenz).
- Ahmen Sie das Kind nach und geben Sie Ihrem Kind die Gelegenheit, Sie zu imitieren.
- Nutzen Sie Gesten für kommunikative Rituale wie zum Beispiel schlafen (Hand legt sich an die Wange), Verabschiedung (Winke, Winke), das Essen war lecker (Hand auf den Bauch, „hmmm!").
- Begleiten Sie Ihre Handlungen (Tischdecken, Einkaufen, Anziehen ...) mit langsamer, die Handlung erklärender Sprache.
- Spielen und singen Sie mit Ihrem Kind Kniereiter, Kinderlieder, Verse und Co.

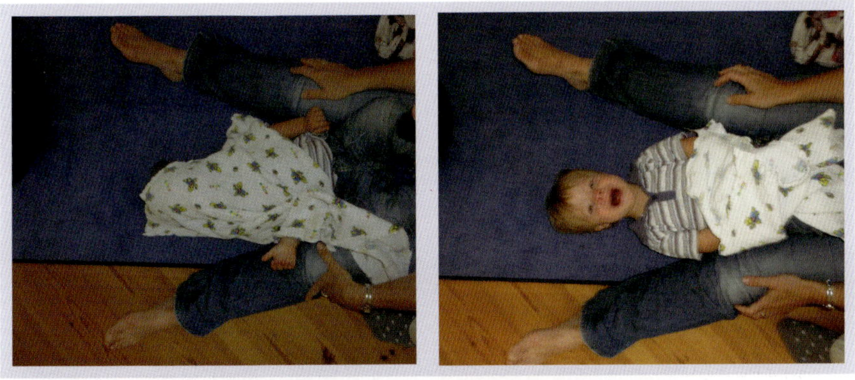

Guck-Guck-Spiel mit der Mutter

Alle Kinder sollten in ihrer Sprachentwicklung gefördert werden, wobei diese Förderung in der Regel in Alltagshandlungen integriert ist. Falls Sie sich bei den oben genannten Beispielen unsicher sind, lassen Sie sich von einer Sprachtherapeutin diese Förderideen erklären und erproben Sie sie gemeinsam mit Ihrem Kind in der Sprachtherapie. Die Sprachtherapeutin wird innerhalb weniger Therapiesitzungen den aktuellen Entwicklungsstand des Kindes erfassen, um Ihnen dann Förderideen für die nächste Entwicklungsstufe zu zeigen.

Förderung im Kindergarten- und Schulalter:

- Wiederholen Sie alles (Spiele, Lieder, Bücher, Reime etc.) über einen Zeitraum von mehreren Wochen, Monaten und teilweise auch Jahren.
- Begleiten Sie alle Alltagshandlungen mit einfacher Sprache und – wenn möglich – auch mit Gebärden.
- Fördern und fordern Sie den Blickkontakt.
- Lesen Sie Bücher gerne jeden Tag/Abend als festes Ritual vor und schauen Sie sie gemeinsam an.
- Singen Sie Kniereiter, Kinderlieder, Verse und Co.
- Fordern Sie Ihr Kind immer wieder zum Spielen auf.
- Fördern Sie durch Abwarten: Natürlich wissen Sie in vielen Alltagssituationen (Essen, Trinken, Spielen ...) meist schon, was Ihr Kind gerne möchte. Wenn es Ihre Zeit im Alltag erlaubt, ist es für das Kind fördernd, wenn Sie ihm nicht direkt „alle Wünsche von den Augen ablesen", sondern warten, bis es eigenaktiv wird und z.B. auf eine gestellte Frage antwortet.
- Geben Sie Ihrem Kind Möglichkeiten zur Kommunikation: Decken Sie z.B. den Esstisch unvollständig oder legen Sie das Lieblingsspielzeug außer Reichweite Ihres Kindes.
- Wenn das Kind älter ist, stellen Sie ihm Entscheidungsfragen („Willst du Milch oder Tee?" oder „Ist das ein Hund oder eine Katze?").
- Was interessiert das Kind? Nehmen Sie die Interessen Ihres Kindes auf.
- Achten Sie auf das Einhalten von Regeln und einen eindeutigen Erziehungsstil.
- Damit Kinder mit DS neu Gelerntes gut abspeichern können, ist es sinnvoll, bestimmte Themen von vielen Bezugspersonen zu einem bestimmten Zeitpunkt anzubieten.
- Wiederholen Sie Wörter, die falsch ausgesprochen wurden, indem Sie das Wort nochmals betont in einem anderen Kontext aussprechen (korrektives Feedback).

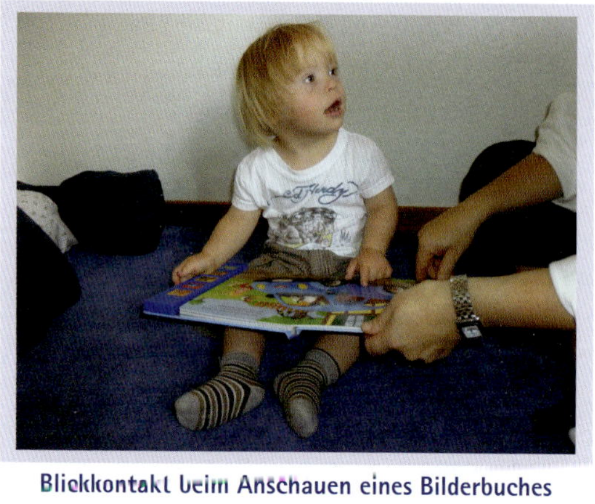

Blickkontakt beim Anschauen eines Bilderbuches

Spiele, Lieder und Bücher zur Sprachentwicklungsförderung von Kindern mit und ohne Down-Syndrom

Kinder mit und ohne Down-Syndrom lernen die Freude an Sprache und den Umgang mit Sprache durch viele verschiedene „Medien". Fingerspiele, Kinderlieder, Reime und Bücher sind dabei einige der Dinge, die Kindern und auch Bezugspersonen Spaß bereiten und oft seit Generationen in Familien und in Kindertagesstätten bekannt sind und wiederholt werden.

Ein paar Dinge sollten wir als Bezugspersonen jedoch beachten, damit Kinder mit DS Spaß, Freude und „Lernerfolg" haben können:

- Kinder mit DS reagieren oft verzögert: Warten Sie auf die Reaktion z.B. beim Hoppe, hoppe, Reiter oder beim Einfordern einer Wiederholung, indem Sie kleine Pausen einlegen.
- Reduzieren Sie Ihr Sprech- und Singtempo, sodass das Kind besser folgen kann.
- Falls das Kind keinen Blickkontakt hält, suchen Sie immer wieder den Blickkontakt, indem Sie auf die gleiche Augenhöhe wie das Kind gehen.
- Falls das Kind keine Eigeninitiative zum Wiederholen oder zum Spielen zeigt, wiederholen Sie das Lied, den Reim etc.: Kinder zeigen, wenn sie etwas nicht mehr möchten.
- Erweitern Sie die Konzentrationsspanne, indem Sie Ihre Aktivität jedes Mal ein bisschen verlängern.

Spielen und zum Spiel auffordern

Einige Kinder mit DS sind eigenaktiv und suchen das Spiel, andere wiederum werden von sich aus nicht initiativ und beginnen selten Spiele. Je nach Alter haben sie unterschiedliche Spielbedürfnisse und Interessen. Besteht bei jüngeren Kindern vorwiegend Interesse für das Guck-Guck-Spiel, das Versteckspiel und einfache Funktionsspiele wie beispielsweise das Öffnen und Schließen einer Dose, so verändert sich mit zunehmendem Alter die Spielform. Egal in welcher Entwicklungsphase sich Ihr Kind befindet, spielen Sie mit ihm und begleiten Sie das Spiel mit Sprache.

TIPP

Fragen Sie die Fachleute im Umfeld Ihres Kindes (Erzieherinnen, Frühförderer, Sprachtherapeuten ...), in welcher Spielentwicklungsphase (Funktionsspiel, Symbolspiel, Konstruktionsspiel, Rollenspiel ...) Ihr Kind sich befindet, und lassen Sie sich Anregungen für gemeinsame Spiel- und Handlungssituationen geben.

Fingerspiele, Kniereiter, Kinderlieder, Reime, Verse & Co

Die immer wiederkehrenden Sprachmelodien, Wörter und Sätze helfen Ihrem Kind, ein Sprachgefühl zu entwickeln. Irgendwann wird Ihr Kind versuchen, die Wörter oder die

Melodien nachzuahmen oder wird Sie auch auffordern, dass Sie den Reim, den Kniereiter oder das Kinderlied wiederholen sollen. Dazu ist es wichtig, dass Sie eine Pause einlegen, damit Ihr Kind die Gelegenheit zum Reagieren hat und evtl. eine Wiederholung einfordern kann. Dies sind wichtige Entwicklungsschritte, die alle Bezugspersonen (auch Omas, Opas, Babysitter ...) mit dem Kind spielerisch fördern können. Hierbei geht es nicht darum, möglichst viele verschiedene Lieder oder Verse mit dem Kind zu sprechen, sondern einige wenige oft zu wiederholen.

Fingerspiele (Auswahl):

- Wie das Fähnchen auf dem Turme, sich kann drehn bei Wind und Sturme ...
- Himpelchen und Pimpelchen stiegen auf einen großen Berg ...
- Zehn kleine Zappelmänner zappeln hin und her ...
- Das ist der Daumen, der schüttelt die Pflaumen ...
- Kommt ein Mann die Treppe rauf ...

LITERATURTIPP

Geeignet sind alle Bücher mit Fingerspielen, zum Beispiel:

- Meine liebsten Fingerspiele. Das ist der Daumen ([5]2009): Esslinger Verlag
- Brucker, B. ([8]2004): Fingerspiele. Klassiker und neue Ideen für Babys und Kleinkinder: Heyne

Kniereiter (Auswahl):

Kniereiter ist der Begriff für alle Reime, bei denen die Kinder auf den Knien eines Erwachsenen sitzen. Durch die Bewegung der Knie wird der Rhythmus des Reims vorgegeben und meistens enden die Kniereiter mit einem besonderen Abschluss, z.B. dem „Plumps". Wenn Sie den Kniereiter mit dem Kind mehrmals durchgeführt haben, warten Sie vor diesem „Plumps" eine kurze Zeit ab, ob das Kind Ihnen anzeigt, dass es jetzt den „Plumps" erwartet. Dies ist ein wichtiger Entwicklungsschritt und zeigt, dass das Kind den Ablauf abgespeichert hat und das Ende (meist freudig) erwartet. Sie können mit Kniereitern beginnen, wenn das Kind sitzen kann.

- Hoppe, hoppe, Reiter
- Hopp, hopp, hopp, Pferdchen lauf Galopp
- Geht der Peter Nüsse schütteln
- Fährt ein Schifflein übers Meer
- So fahren die Damen, so reiten die Herren

LITERATURTIPP

Buchempfehlung Kniereiter:

- Meine liebsten Kniereiter. Hoppe, hoppe, Reiter ([3]2009): Esslinger Verlag

Kinderlieder (Auswahl):

- Sch, Sch, Sch die Eisenbahn
- Summ, summ, summ, Bienchen summ herum
- Ri, ra, rutsch, wir fahren mit der Kutsch
- Große Uhren machen tick tack, tick tack
- Taler, Taler, du musst wandern
- Alle Leut, alle Leut gehen jetzt nach Haus
- Schluss für heut, auf Wiedersehen ihr Leut

LITERATURTIPP

Bücher mit Kinderliedern, zum Beispiel:

- Meine liebsten Spiellieder. Taler, Taler, du musst wandern (2006): Esslinger Verlag
- Meine liebsten Kinderlieder. Es tanzt ein Bi-Ba-Butzemann: Esslinger Verlag
- Meine liebsten Schlaflieder: Schlaf, Kindlein, schlaf: Esslinger Verlag
- Grüger, H./Grüger, J. (2006): Die große goldene Liederfiebel: Sauerländer Verlag

Verse, Reime & Lautmalereien (Auswahl):

Durch das Sprechen von Versen und Reimen wird bei dem Kind das Gefühl für Sprache geschult. Die Sprachmelodie und der Rhythmus fördern das Sprechenlernen Ihres Kindes.

- Morgens früh um sechs, kommt die kleine Hex
- Backe, backe, Kuchen
- Ri, ra, rutsch, wir fahren mit der Kutsch
- Es regnet, es regnet
- Heile, heile, Segen

LITERATURTIPP

Bücher mit Versen und Reimen, zum Beispiel:

- Markowska, E. (2002): Wau, wau, miau, kikeriki. Unterhaltsame Sprechübungen für Kinder: Veritas
- Meine liebsten Kinderreime. Ri, ra, rutsch! (^{2}2009): Esslinger Verlag

Bilderbücher (Auswahl):

Bilderbücher werden von vielen Kindern geliebt und sie bieten zahlreiche Möglichkeiten, die Entwicklung und die Sprache des Kindes zu fördern. Falls Ihr Kind Bilderbücher nicht so spannend findet, bietet es sich an, Bücher mit einem zusätzlichen Reiz, wie z.B. Geräuschen, Klappseiten oder Tastelementen, zu wählen, damit die Neugier geweckt wird. Viele Bilderbücher beziehen sich auf ein umgrenztes Thema (z.B. Bauernhof, Feuerwehr, Zootiere) und fördern durch viele Wiederholungen innerhalb des Buches den

Wortschatz und das Sprachverständnis. Beim gemeinsamen Bilderbuchanschauen wird die Sprache gefördert, da die Kinder das Gesehene benennen oder kommentieren und das Vorgelesene teilweise auch nachsprechen. Voraussetzung ist jedoch, dass das Bilderbuch nicht nur einfach „vorgelesen" wird, sondern dass mithilfe des Bilderbuchs ein Dialog und eine Interaktion zwischen Ihnen und dem Kind entstehen. Bleiben Sie lange bei einem Buch und bieten Sie so Ihrem Kind viele Wiederholungen an und die Möglichkeit, Sprache (Sprachverständnis, Wortschatz, Satzstruktur) zu entwickeln.

(Sprachliche) Förderungen durch das dialogische Anschauen von Bilderbüchern:

- Erweiterung des Wortschatzes (passiv und aktiv)
- Sprachverständnis
- Fähigkeit, sich auf eine Sache zu konzentrieren und zu fokussieren
- Beobachten, Entdecken, Vergleichen, Wiedererkennen
- Sich mit Ihnen über das, was in dem Bilderbuch zu sehen ist, austauschen
- Interaktive und dialogische Bilderbuchsituationen helfen, das Gesehene und Gehörte abzuspeichern, insbesondere bei wiederholtem Anschauen.

Beim Bilderbuchanschauen können Sie:

- Dem Kind vorlesen und/oder erzählen, was sie sehen.
- Mit Fragen auf Entdeckungsreise gehen:
  - Wer-, Was-, Wo-, Warum-Fragen stellen.
  - Entscheidungsfragen stellen, z.B.: „Ist die Kuh groß oder klein?" oder „Fährt der Junge auf dem Fahrrad oder auf dem Roller?"
- Ihr Kind zum Sprechen/Benennen und/oder Zeigen auffordern.
- Den Blickkontakt zu Ihrem Kind aufbauen, indem Sie sich so setzen, dass Sie sich anschauen können.

Zum gemeinsamen Anschauen und Erzählen eignen sich auch Fotoalben.

TIPP

Alle klar strukturierten und strapazierfähigen (Bilder-)Bücher eignen sich zum Anschauen und Vorlesen. Das Buch sollte sich auf ein Thema (möglichst aus dem Alltag des Kindes, z.B. Autos, Tiere, Arztbesuch) beziehen, damit das Kind in einem Wortfeld lernen und sicherer werden kann. Achten Sie auf eine kindgerechte Sprache mit einfachen Sätzen. Wiederkehrende Satzmuster wie beispielsweise „Aber satt war sie noch immer nicht" (aus: Die kleine Raupe Nimmersatt) oder „Hast Du mir auf den Kopf gemacht?" (aus: Vom kleinen Maulwurf, der wissen wollte, wer ihm auf den Kopf gemacht hat) erhöhen den Spaßfaktor und das Abspeichern von Satzmustern.

Umgang mit Kraftausdrücken und „unerwünschten" Wörtern

Wie alle Kinder finden auch Kinder mit DS Gefallen am Wiederholen von Kraftausdrücken oder von Wörtern aus der Fäkalsprache (Sch...., Pipi, AA, ...). Nicht selten ist der Spaß am Wiederholen dieser Wörter auch ein Ergebnis auf die Reaktionen der unmittelbaren Umwelt: Am Anfang wird manchmal mit Lachen oder gar mit Entsetzen darauf reagiert, sodass das Kind dadurch erst dem Wort einen besonderen Stellenwert gibt. Auch wenn manche Äußerungen uns zum Schmunzeln oder Lachen animieren: Es ist wichtig, dies nicht vor dem Kind mit DS zu zeigen. Der Umgang mit „unerwünschten" und gesellschaftlich nicht salonfähigen Wörtern ist immer individuell. Am Anfang helfen oft schon das Ignorieren oder kurze klare Ansagen. Die Umwelt des Kindes (Eltern, Großeltern, Geschwister, Erzieher, Lehrer, Therapeuten) sollte sich absprechen und mit ähnlichem Verhalten auf die „unerwünschten" Wörter reagieren.

LITERATURTIPP

- Infobroschüre zur frühen Sprach- und Kommunikationsförderung: Schelten-Cornish, S./Kaiser-Mantel, H.: Sprachentwicklung ist mehr als Kinderspiel ... Hilfen für Sprachanfänger. Informationsbroschüre des Deutschen Bundesverbandes der akademischen Sprachtherapeuten (www.dbs-ev.de)

Sprach- und Kommunikationsförderung durch Unterstützte Kommunikation und Gebärden

Unterstützte Kommunikation

Unter Unterstützter Kommunikation (UK) versteht man alle Methoden zur Erweiterung der Kommunikationsmöglichkeiten bei Menschen mit eingeschränkter oder fehlender Lautsprache. UK-Methoden werden in körpereigene (z.B. Gesten, Gebärden, Blickkontakt, Mimik) und externe Methoden (elektronische und nicht-elektronische) unterteilt. Bei Kindern mit Down-Syndrom werden UK-Methoden – und hier insbesondere Gebärden – aus folgenden Gründen angewendet:

- **Die ersten Wörter lassen auf sich warten**

Bei Kindern mit DS, bei denen die Lautsprachentwicklung, also die Mitteilung des Kindes über gesprochene Wörter, stark verzögert ist, ist es notwendig, ihnen und ihrer Umwelt eine Kommunikationsmöglichkeit aufzuzeigen, damit Wünsche, Bedürfnisse, Gefühle ausgedrückt werden können und Eltern auf entsprechende Fragen eine Antwort erhalten.

- **Das Sprachverständnis ist größer als die Lautsprache**

Das Sprachverständnis von Kindern mit Down-Syndrom ist immer weiter entwickelt als die aktive Lautsprache. Schwierig wird es jedoch, wenn der passive Wortschatz stetig zunimmt und die Lautsprache noch auf sich warten lässt. Da viele Kinder mit DS erst relativ spät anfangen, Wörter zu sprechen, ist es notwendig, ihnen schon früh im Alltag eine Möglichkeit der Kommunikation zu geben.

- **Gebärden/Symbole fördern die Sprachentwicklung**

Viele Kinder mit DS benötigen, neben der gesprochenen Sprache, eine sichtbare (visuelle) Unterstützung, um besser verstehen und langfristig das Gehörte abspeichern zu können. Das gesprochene Wort alleine ist für Kinder mit DS gerade zu Beginn ihrer Sprachentwicklung durch den relativ schlechten Kurzzeitspeicher für „Gehörtes" (auditiver Speicher oder auch auditives Gedächtnis) nur bedingt hilfreich.

- **Die Lautsprache bleibt völlig aus**

Bei einigen wenigen Kindern bleibt die Lautsprache aus. Um die Kommunikation mit ihrer Umwelt zu ermöglichen und zu verbessern, wird häufig eine Kombination aus verschiedenen UK-Methoden angewendet. Auf der Basis der Kommunikation mit Gebärden wird meistens im Schulalter zusätzlich mit Symboltafeln und elektronischen Kommunikationshilfen die Verständigung unterstützt.

Das Prinzip der sogenannten ‚Totalen Kommunikation' beinhaltet, dass sämtliche Möglichkeiten zur Bereitstellung eines umfassenden Kommunikationssystems ausgeschöpft werden.

Gebärden zur Förderung der Sprachentwicklung bei Kindern mit Down-Syndrom

Das Konzept Gebärdeneinsatz

In Deutschland hat Etta Wilken wesentlich dazu beigetragen, dass der Einsatz von Gebärden bei Kindern mit DS zur Förderung der Sprachentwicklung angewendet wird. Es ist ihr zu verdanken, dass mittlerweile vielen Kindern mit DS frühzeitig Gebärden zur Kommunikation angeboten werden. Da diese Kinder eine späte und stark verzögerte Sprachentwicklung zeigen, gleichzeitig aber ein hohes kommunikatives Bedürfnis haben, wird mit dem Gebärdenangebot eine drohende „kommunikative" Isolation und Ausgrenzung verhindert. Das von Wilken ([12]2014) veröffentliche GuK-System (**G**ebärden-**u**nterstützte **K**ommunikation) enthält einen Grundwortschatz und einen Aufbauwortschatz von je 100 Gebärden. In diesem Material sind jeweils die Gebärde, das Wort und ein Bild auf einer DIN-A6-Karte (s.u.) abgebildet. Die Gebärden wurden aus der Deutschen Gebärdensprache und aus der Gebärdensammlung „Schau doch meine Hände an" von der evangelischen Diakonie zusammengestellt.
Aber es gibt auch andere Gebärdensysteme, die gut einsetzbar sind.
Da in Deutschland verschiedene Gebärdensammlungen bestehen, ist die Frage zu stellen, welches Gebärdensystem für ein Kind mit DS ausgewählt werden soll.

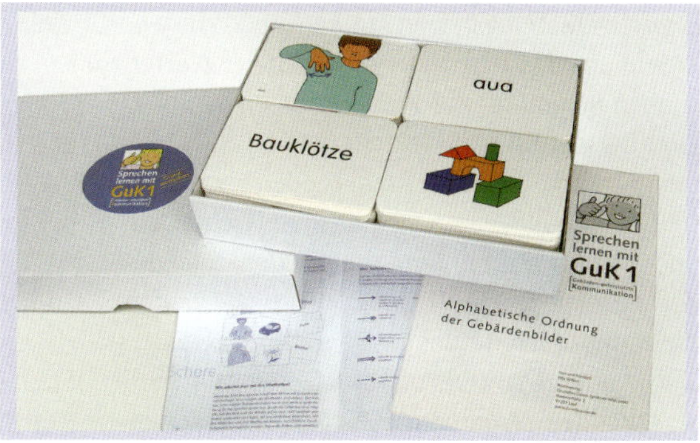

GuK 1 - Grundwortschatz (Wilken, E.: GuK 1. Deutsches Down-Syndrom InfoCenter)

Gebärdensysteme in Deutschland

In Deutschland existieren verschiedene Gebärdensysteme, die in Frühförderung, Kindergarten, Schule, Sprachtherapie etc. eingesetzt werden, um Kindern ohne ausreichende Lautsprache eine Unterstützung in der Kommunikation zu geben. Diese Gebärdensysteme werden auch bei Kindern mit DS angewendet. Zu diesen Gebärdensystemen zählen u.a.:

- Deutsche Gebärdensprache (DGS)
- Gebärden-unterstützte Kommunikation (GuK)
- Lautsprachbegleitende Gebärden (LBG)
- Lautsprachunterstützende Gebärden (LUG)
- MAKATON
- Schau doch meine Hände an

Außer der Deutschen Gebärdensprache (DGS), die eine eigenständige Sprache darstellt und die Sprache gehörloser Menschen in Deutschland ist, handelt es sich bei den aufgezählten Gebärdensystemen um Gebärden, die die Lautsprache begleiten und unterstützen sollen. Meistens werden zentrale Schlüsselwörter gebärdet. Bei Kindern mit DS ist im Frühbereich das GuK-System relativ stark verbreitet. Trotzdem stellt sich ein großes Problem dar, da viele Schulen und auch einige Kindergärten ein anderes Gebärdensystem als das GuK-System verwenden.

Kita, Schule, Frühförderung, Sprachtherapie & Co: Welches Gebärdensystem soll ausgewählt werden?

Leider wird oft zu kurz gedacht. Der Therapeut kennt das Gebärdensystem X und wendet es deshalb an. Die Eltern haben aber von dem Gebärdensystem Y Gutes gehört und haben schon nach diesem System begonnen. In der Kita wird aber nach dem Gebärdensystem Z gebärdet. Und in der Schule? Nicht selten wird in der Schule wieder ein ganz anderes Gebärdensystem verwendet. Was bedeutet dies für das Kind mit DS? Viele Gebärdensysteme zeigen starke Ähnlichkeiten. Für viele Menschen ist es kein Problem, für ein und dasselbe Ding verschiedene Wörter zu verstehen und zu gebrauchen, so wie je nach Region für das Wort *Brötchen* Semmel, Schrippe, Brötchen verwendet wird. Für ein Kind mit DS stellt es jedoch eine Herausforderung dar, verschiedene Gebärden für ein und dasselbe zu verstehen oder gar anzuwenden. Deshalb plädiere ich dafür, dass sich in den einzelnen Regionen in Deutschland Frühförderung, Sprachtherapie, Kita und Schulen auf ein Gebärdensystem einigen.

Ziele und Vorteile des Gebärdeneinsatzes:

- Aufmerksamkeit und Konzentration werden durch die Gebärde gefördert. Kinder werden zum Blickkontakt aufgefordert.
- Die Gebärde in Verbindung mit dem gesprochenen Wort ist wesentlich langsamer, sodass dem Kind mit DS zur Verarbeitung mehr Zeit gegeben wird.
- Die guten visuellen Fähigkeiten des Kindes mit DS unterstützen die Speicherung des Wortes durch die Verbindung der visuellen und auditiven Darbietung (Gebärde + Wort).

- Da viele Gebärden deutliche Merkmale dessen beinhalten, was sie bezeichnen (Beispiel Trinken: Hand mit imaginärem Becher wird zum Mund geführt), wird das Erlernen und Speichern erleichtert.
- Das Sprachverständnis wird durch visuelle Verdeutlichung der Schlüsselwörter unterstützt.
- Wortfelder können erarbeitet werden, lange bevor das Kind diese Wörter lautsprachlich bilden kann.
- Einfache Satzstrukturen können auch ohne Lautsprache aufgebaut werden (Kuh schläft, Oma isst, Oma trinkt Milch ...), sodass die Sprachentwicklung gefördert wird.
- In Familien mit mehreren Sprachen kann die Gebärde als „Brückenfunktion" dienen.

Die Methode: Wie setze ich Gebärden ein?

In der normalen Sprachentwicklung wenden Kinder automatisch Gesten für immer wiederkehrende Handlungen an. Zu diesen Gesten zählen z.B. „Winke, Winke" zum Abschied, über den Bauch streichen, wenn es gut geschmeckt hat, die Handfläche an die Wange legen, wenn das Kind müde ist, ein Fliegeküsschen geben etc. Diese Gesten werden dem Kind mit DS als Erstes angeboten. Einige Kinder werden auch schon von selbst Gebärden erfunden haben. Hier gilt es, einige Gebärden zu akzeptieren, jedoch im Wesentlichen darauf zu achten, dass das Kind die Gebärden eines Gebärdensystems (DGS, GuK ...) nutzt, da es von möglichst vielen Kommunikationspartnern verstanden werden soll.
Generell werden zunächst nur sogenannte Schlüsselwörter gebärdet und nicht der ganze Satz. Diese Schlüsselwörter sollten aus dem direkten Umfeld des Kindes kommen. Es ist sinnvoll, Wörter auszuwählen, die für das Kind von großem Interesse sind. Das sind häufig Spielsachen (wie Ball, Auto, Buch, Puppe) oder Tiere (Hund, Katze, Vogel, Pferd).

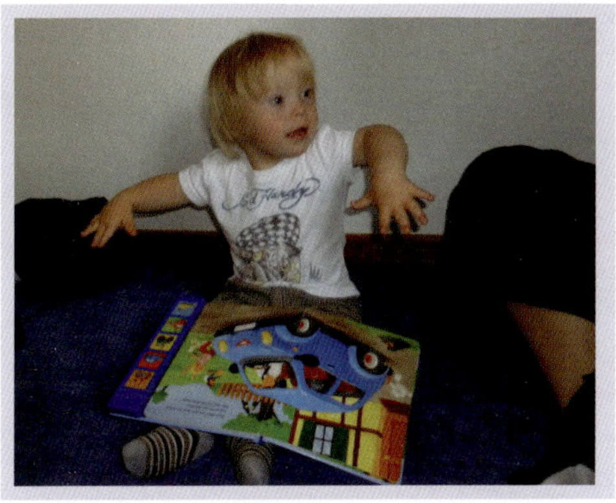

Gebärde Vogel

Auch Wörter aus dem Wortfeld Essen/Trinken haben für das Kind eine große Bedeutung, z.B. trinken, essen, Apfel, Keks.

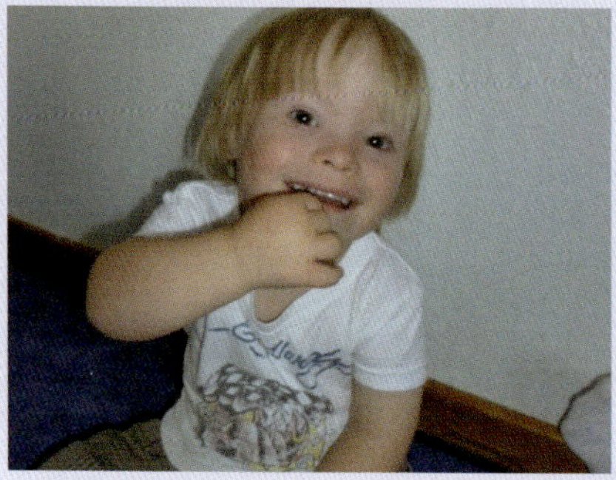

Gebärde essen

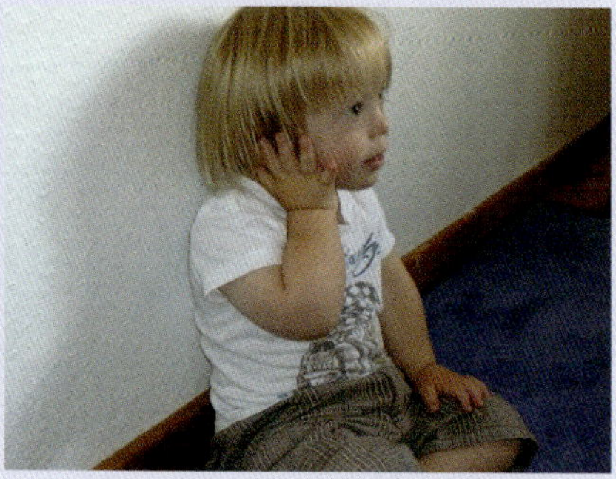

Gebärde schlafen

Gebärden, die die Kommunikation mit anderen Personen (Erzieherin, andere Kinder, Eltern ...) regeln, sind ebenfalls von Bedeutung. Es sind vor allem einige der „kleinen" Wörter (Funktionswörter), wie beispielsweise „noch mal, fertig, auf, zu". Benötigt werden aber auch Gebärden, die dafür sorgen, dass das Kind in den Alltag gut integriert ist und weiß, was man von ihm will. Hierzu zählen beispielsweise „Hände waschen, komm, schau mal, schlafen/müde, Schuhe ausziehen, Zähne putzen". Beim Gebärden ist darauf zu achten, dass das Kind Sie anschaut und die Gebärde nachvollziehen kann. In der Sprachtherapie wird es nach und nach darum gehen, für das Kind wichtige Wortfelder zu erarbeiten und den Wortschatz systematisch zu erweitern. Es hat sich bewährt, Kategorien (Tiere, Kleidung, Spielzeug, Getränke, Obst ...) nach und nach mit dem Kind zu erarbeiten, da ihm so das Abspeichern und Abrufen erleichtert wird.

Bilderbücher, freies Spiel, Singen, Spazierengehen, Einkaufen ...

Wir sprechen in sehr vielen Situationen mit unseren Kindern. Eltern, Großeltern, Geschwister, Erzieher, Lehrer, Therapeuten reden mit dem Kind bei der Begrüßung/beim Abschied, beim Spielen, beim Essen, während der Hygiene, beim Anziehen/Ausziehen, beim Einkaufen etc. Wesentlich ist, dass die wichtigen Wörter (Schlüsselwörter) in möglichst vielen Alltagssituationen gebärdet werden.

- Auswählen lassen (Spielsachen, Getränk, Speisen)
  - Was möchtest du spielen?
  - Mit wem möchtest du spielen?
  - Was möchtest du essen?
- Bilderbücher gemeinsam anschauen
  - Wo ist ...?
  - Wer ist denn das?
  - Was macht denn die Kuh?
  - Ist das eine Kuh oder ein Schwein?

- Singen mit Gebärden
  - Gebärdenliederbücher zu verschiedenen Themen sind beim von Loeper Verlag erschienen (s.u.: *Literaturtipp*)
- Fragen stellen, gerne auch Entscheidungsfragen
  - Willst du **Ball spielen** oder ein **Buch lesen**?
  - Möchtest du **Wasser** oder **Milch** trinken?
  - Ist die **Kuh** oder das **Schwein** auf der Wiese?
- Anzeigen, dass etwas fertig ist, oder aber auch Wiederholungen einfordern
  - Sind wir **fertig** mit dem Bauen, oder willst du **noch mal** einen Turm bauen?

Alle müssen ins Boot!

Damit das Kind eindeutige Kommunikationsinformationen erhält und die Gebärde als Kommunikationssystem begreift, ist es wünschenswert, dass alle Menschen, die mit dem Kind kommunizieren, Gebärden verwenden. Das setzt den Austausch und die Kooperation zwischen Elternhaus, Frühförderung, Kita, Therapeuten und später Schule voraus. Ich schlage deshalb vor, halbjährlich sogenannte „Runde Tische", also interdisziplinäre Austauschtreffen, durchzuführen (vgl. Kapitel „*Runde Tische*").

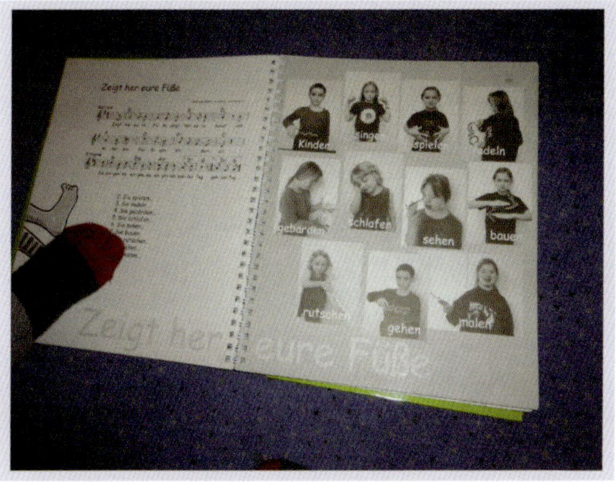

Gebärdenlied: Zeigt her eure Füße

Aus: Leber, I./Spiegelhalter, J.: Mit den Händen singen. Karlsruhe: von Loeper Verlag

Ab wann kann mit Gebärden begonnen werden?

Voraussetzungen für den Einsatz von Gebärden zur Unterstützung der Sprachentwicklung

Gebärden sind nichts anderes als sichtbare Sprache. Menschen können u.a. mit gesprochenen und geschriebenen Worten, mit Gebärden oder mit Bildern kommunizieren. Diese Kommunikationsformen setzen jedoch voraus, dass das Kind bestimmte **Vorausläuferfähigkeiten** für Sprache hat. Außerdem sollte das Kind mit DS ein sogenanntes Symbolverständnis haben bzw. die Voraussetzungen dafür entwickelt haben. Symbolverständnis meint, unbewusst zu verstehen, dass ein Wort, ein Bild, eine Gebärde etc. etwas bezeichnet, was nicht unbedingt sichtbar vorhanden ist. Bevor mit dem Einsatz von Gebärden oder eines anderen Symbolsystems (z.B. Bild- oder Schriftkarten) begonnen wird, ist es ratsam, durch einen Experten (Sprachtherapeut) eine Kommunikationsdiagnostik durchführen zu lassen. Dort wird untersucht, in welcher sprachlichen Entwicklungsphase sich das Kind befindet. Auch wenn das Kind noch kein Wort spricht, können die sogenannten „Vorausläuferfähigkeiten" (u.a. triangulärer Blickkontakt, Objektpermanenz, Nachahmung etc.) für den Spracherwerb sowie das Sprachverständnis überprüft werden. Lassen Sie die Überprüfung durch eine Sprachtherapeutin/ Sprachtherapeuten vornehmen und entscheiden Sie dann gemeinsam, was der nächste Schritt in der Förderung Ihres Kindes sein soll (s. Kapitel *„Frühe Förderung der Kommunikations- und Sprachentwicklung"*).

Wird das Kind denn sprechen lernen oder wird es immer gebärden?
Diese Frage wird mir immer wieder sowohl von Eltern als auch von Erziehern und Therapeuten gestellt. Wissenschaftliche Studien haben gezeigt, dass Gebärden in der Sprachentwicklung von Kindern mit DS eine sprachanbahnende und sprachunterstützende Funktion haben. Aber natürlich ist es wichtig, dass Sie jede lautsprachliche Äußerung Ihres Kindes aufnehmen, wiederholen und würdigen. Die Erfahrung zeigt, dass Kinder, sobald sie ein Wort lautsprachlich erworben haben, die Gebärde von alleine fallen lassen. Das, was Ihr Kind lautsprachlich realisieren kann, soll es selbstverständlich auch mit Worten oder mit Silben (ato → Auto) ausdrücken.

Elektronische und nicht-elektronische Methoden der Unterstützten Kommunikation

Zu den Methoden der Unterstützten Kommunikation zählen neben den Gebärden auch zahlreiche Methoden, bei denen Symbole entweder in Form von Karten oder Tafeln (nicht-elektronische Methoden) oder kleiner Computer (elektronische Methoden) verwendet werden. Diese Symboltafeln oder elektronische Kommunikationshilfen werden meist dann angewendet, wenn auch nach intensiver Förderung und Therapie die Lautsprache zur mündlichen Kommunikation nicht ausreicht oder so unverständlich ist, dass die Gesprächspartner das Kind oder den Jugendlichen/Erwachsenen mit DS nicht verstehen können.
Die Forschung hat gezeigt, dass unsere Kommunikation aus einem Großteil immer wiederkehrender Wörter besteht – dem sogenannten Kernvokabular. Hierunter fallen vor allem ‚kleine Wörter' wie ‚auch', ‚mehr', ‚fertig', die situationsübergreifend einsetzbar sind und in der Unterstützten Kommunikation von Beginn an beachtet werden sollten.

Nicht-elektronische Kommunikationsformen: Symbole

Symbolkarten und Symboltafeln werden bei nicht-sprechenden oder nicht verständlich sprechenden Kindern mit DS eingesetzt, wenn:

- Gebärden nicht genutzt werden, da das Kind nicht nachahmt/imitiert
- die Gebärden zur Kommunikation nicht ausreichen
- das Umfeld (Eltern, Erzieher ...) Gebärden ablehnen, nicht anwenden wollen
- Satzstrukturen für das Kind sichtbar gemacht werden sollen
- das Kind in einem nicht-gebärdenden Umfeld (Bäckerei, Kiosk) kommuniziert

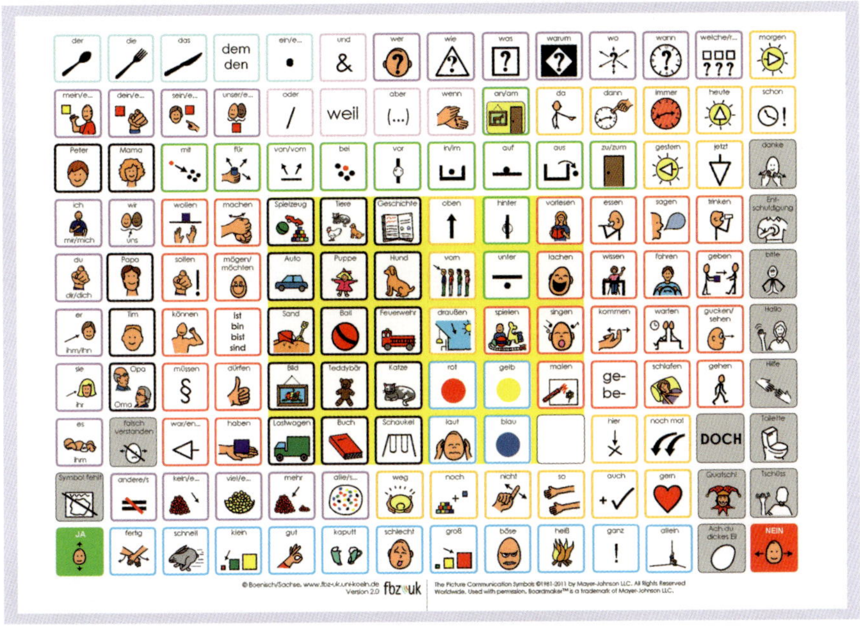

Kommunikationstafel Boenisch/Sachse 2011

Elektronische Kommunikationsformen

Elektronische Kommunikationsformen umfassen eine Vielzahl von Geräten/Computern, die unterschiedliche sprachliche, motorische und kognitive Anforderungen haben. Bei Kindern mit DS kommen einfache elektronische Kommunikationsformen wie Taster (BigMack, Step by Step ...) zum Einsatz, um

- Nachrichten und Informationen zwischen Elternhaus und Kita/Schule zu transportieren, damit das Kind im Morgenkreis oder am Nachmittag zu Hause erzählen kann, was es gemacht hat (Ich war gestern im Zoo. Das war toll. Da habe ich auch ein Eis gegessen ...)
- dem Kind eine Stimme in großer Runde zu geben (z.B.: Hallo, hört mal alle zu ...)
- Vorausläuferfunktionen zu fördern (Mittel-Zweck-Handlungen, s. Kapitel *„Frühe Förderung der Kommunikations- und Sprachentwicklung"*)

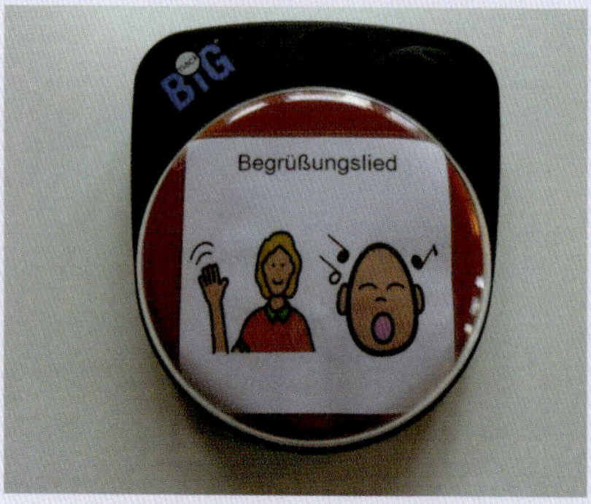

Einfacher Taster „BigMack" zur Wiedergabe von Sprache und Liedern

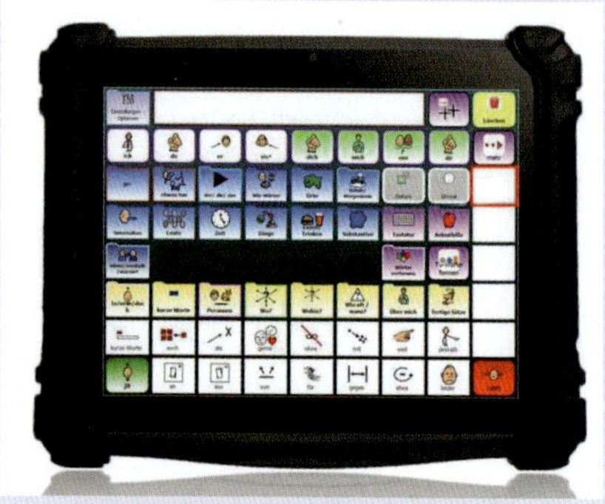

Sprachcomputer: HumanKommunikator® Neos 10 (Talktools)

Komplexe elektronische Geräte (kleine Computer, Tablets) sind immer dann sinnvoll, wenn

- das Kind über keine ausreichende Lautsprache verfügt, die Sprachentwicklung sich aber auf den anderen Sprachebenen (Wortschatz, Sprachverständnis, Grammatik) schneller entwickelt
- komplexe grammatikalische Strukturen erlernt werden
- Schriftsprache erlernt wird

Elektronische Kommunikationsformen werden nicht nur zur Kommunikationsförderung, sondern auch zur Sprachförderung (Wortschatzerweiterung, Grammatikförderung) eingesetzt.

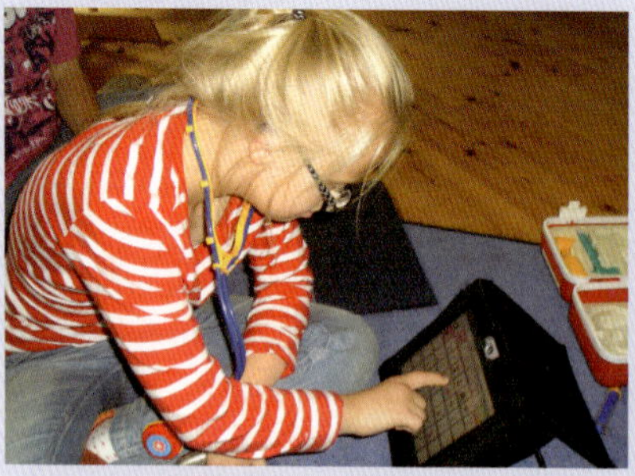

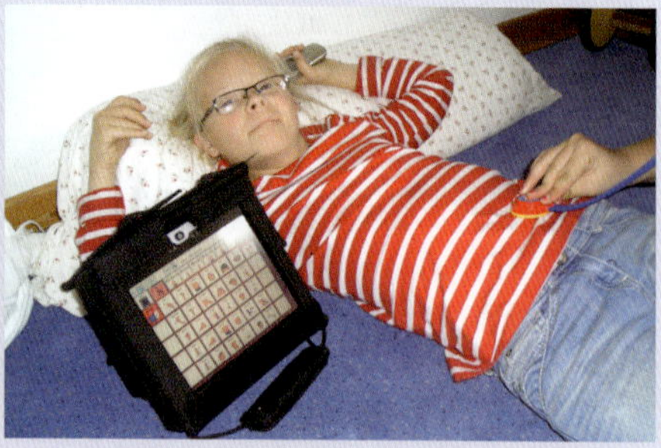

Rollenspiel: Arztbesuch mit Sprachcomputer

Die Entscheidung, eine elektronische oder nicht-elektronische Kommunikationsmethode/-hilfe zu nutzen, kann nur im interdisziplinären Team (Eltern, Erzieher/Lehrer, Therapeuten, Ärzte ...) getroffen werden: Ein Computer oder eine Kommunikationstafel setzt ein sehr aktives Umfeld voraus! Alle, die mit dem Kind kommunizieren, müssen bereit sein, diese Hilfen mit Zeit und Geduld anzuwenden.

Elektronische Kommunikationshilfen sind Hilfsmittel und werden vom Kinderarzt verordnet. Bei der Auswahl der geeigneten elektronischen Kommunikationshilfe ist es ratsam, verschiedene Hilfen auszuprobieren. In Deutschland bieten Beratungsstellen für Unterstützte Kommunikation die Möglichkeit, verschiedene elektronische Kommunikationshilfen auszuprobieren, und unterstützen die Beantragung dieser Kommunikationshilfen bei der Krankenkasse. Die Adressen von Beratungsstellen für Unterstützte Kommunikation sind unter http://www.isaac-online.de/index.php/service/adressen-beratungsstellen zu finden.

LITERATURTIPP

Literatur für Eltern & Erzieher/Lehrer:

- Kaiser-Mantel, H. (2012): Unterstützte Kommunikation in der Sprachtherapie. Bausteine für die Arbeit mit Kindern und Jugendlichen. Reinhardt
- Kitzinger, A./Kristen, U./Leber, I. (2003): Jetzt sag ich's Dir auf meine Weise. von Loeper
- Otto, K./Wimmer, B. ([4]2013): Unterstützte Kommunikation. Ein Ratgeber für Eltern, Angehörige sowie Therapeuten und Pädagogen. Schulz-Kirchner
- Wilken, E. ([12]2014): Sprachförderung bei Kindern mit Down-Syndrom. Mit ausführlicher Darstellung des GuK-Systems. Kohlhammer

DGS-Gebärdensammlung/Liederbücher mit Gebärdenbildern:

In den folgenden Liederbüchern finden Sie auf der einen Seite den Text und die Noten und auf der anderen Seite die Gebärden für das Lied.

- Leber, I./Spiegelhalter, J. (2004): Mit den Händen singen. Ein Kinderliederbuch für Groß und Klein mit Gebärden aus DGS, MAKATON oder „Schau doch meine Hände an". von Loeper
- Götze, B./Leber, I./Spiegelhalter, J. (2005): Jetzt geht's richtig los. von Loeper
- Götze, B./Leber, I./Spiegelhalter, J. (2006): Bis Weihnachten ist's nicht mehr weit. von Loeper

Ausführlichste Gebärdensammlung in Deutschland:

- Kestner, K. (2014): Das große Wörterbuch der deutschen Gebärdensprache. Kestner Verlag. DVD-Rom mit ca. 19.000 Gebärden und Videos der Deutschen Gebärdensprache

Sprachförderung durch das Konzept „Frühes Lesen"

Das Konzept

Der Förderansatz „Frühes Lesen" wurde von Patricia Oelwein in den 1970er Jahren in Amerika an der Universität Washington entwickelt. Oelwein setzte sich auch in den folgenden Jahrzehnten engagiert dafür ein, dass Kinder mit DS integrativ beschult werden und Lesen lernen. Durch ihre Arbeiten konnte das Vorurteil abgebaut werden, dass Kinder mit DS nicht lesen lernen können. An der Macquarie Universität in Australien wurde dieses Programm modifiziert und Forschungsstudien zeigten den Lernerfolg von Kindern mit Down-Syndrom auf. Das Konzept des „Frühen Lesens" nutzt die Ganzwortlesemethode und wird bei Kindern mit DS angewendet, weil sie besser über das „Sehen" als über das „Hören" lernen können. Studien haben gezeigt, dass bei Kindern mit DS das sogenannte „visuelle" Gedächtnis, also die Speicherung für „Gesehenes", besser ausgebildet ist als das „auditive" Gedächtnis, d.h. die Speicherung von „Gehörtem".
Durch die Methode des „Frühen Lesens" werden diese besser ausgebildeten visuellen Fähigkeiten genutzt. In der Methode werden für das Kind wichtige Wörter durch die Schrift „visualisiert", also mit dem Ziel sichtbar gemacht, die auditiven Schwächen zu kompensieren. Mit der visuellen Präsentation durch Schrift soll außerdem erreicht werden, dass Wörter besser abgespeichert werden können und somit besser erlernt werden.
Das Ziel ist die Förderung der gesprochenen Sprache, der kommunikativen Kompetenz sowie der kognitiven Entwicklung.
Heute geht man davon aus, dass fast alle Kinder mit DS lesen lernen können. Für Kinder mit DS mit einer schweren geistigen Entwicklungsstörung, die nicht die Möglichkeit haben, den Gebrauch von Schriftsprache und Sprache zu verstehen, erscheinen andere Methoden wie die „Unterstützte Kommunikation" (s. Kapitel *„Unterstützte Kommunikation"*) sinnvoller.

Ziele des „Frühen Lesens":

- Förderung des Wortschatzes
- Förderung der Artikulation
- Aufbau von Satzstrukturen
- Vorbereitung des Lesenlernens in der Schule

Vorteile des „Frühen Lesens“:

- Teilhabe an der schriftlichen Kommunikation im Alltag
- den eigenen Namen und andere Namen wiedererkennen
- Beschriftung von Gegenständen – zum Beispiel beim Einkaufen – erkennen
- Kinder/Jugendliche haben Zugang zu Medien (PC, Handy, SMS)

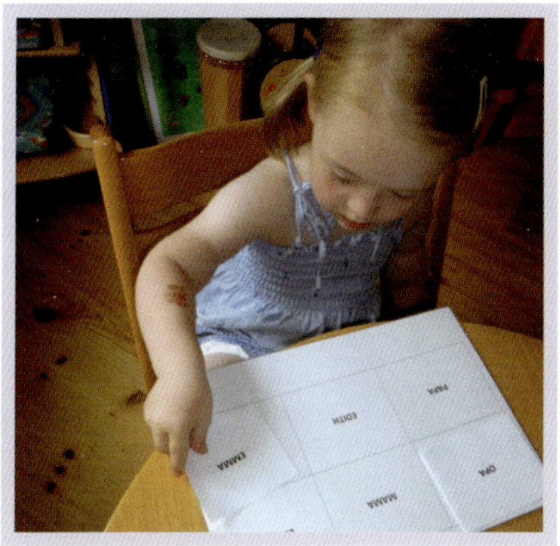

Frühes Lesen

Die Methode des „Frühen Lesens“

Es handelt sich um stark hierarchisch aufgebaute Programme, die mit dem Zuordnen von Bildkarten beginnen. Nach der Methode des „offenen“ Memorys oder auch des Bilderlottos muss das Kind jeweils gleiche Bilder aufeinanderlegen. Wenn es dies beherrscht, wird die Methode mit Schriftkarten wiederholt. In einem mehrstufigen Programm wird das Kind gefördert, diese Karten zu lesen. Wenn es ca. 50 Wörter lesen kann, wird nach derselben Methode mit dem Erlernen von Einzelbuchstaben begonnen. Aufgrund meiner eigenen sprachtherapeutischen Erfahrung mit dem Konzept des „Frühen Lesens“ empfehle ich, bei der Auswahl der Bilder und Wortkarten Begriffe zu wählen, die aus dem direkten Umfeld des Kindes stammen und eine hohe Bedeutung für das Kind haben. Eine gute Mitarbeit und hohe Motivation beim Kind erreicht man häufig, indem man mit den Fotos der Familienangehörigen (inklusive Haustiere) und wichtigsten Bezugspersonen (z.B. auch der Erzieherin) beginnt.
Als Material wird zurzeit das „Verstehen/Lesen/Sprechen“-Programm (VSL, s. Fotos unten) zum Kaufen angeboten. Es besteht in der Basisversion aus 144 Bildkarten in 12 Kartensätzen, 144 Schriftkarten in 12 Kartensätzen sowie einem Holzkasten zum Einlegen der Karten und ist im PROLOG Verlag erschienen. Zum Üben am Computer ist „FlashWords AAC - Neue Software zu der Lesemethode ‚Kleine Schritte´“ bei der Firma LifeTool erhältlich.

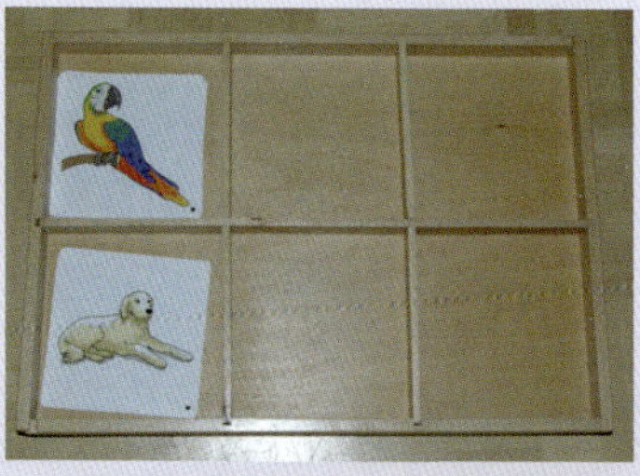

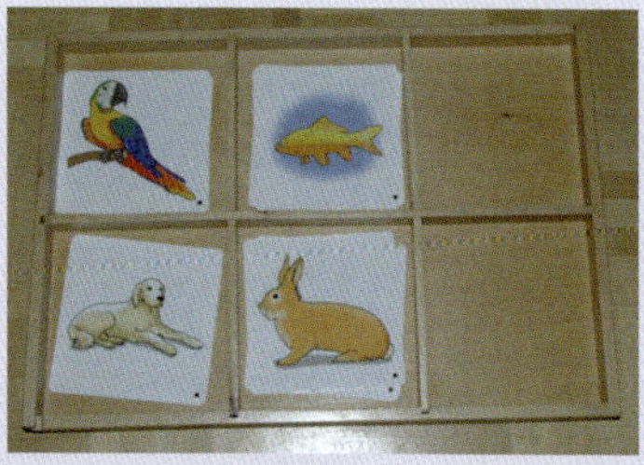

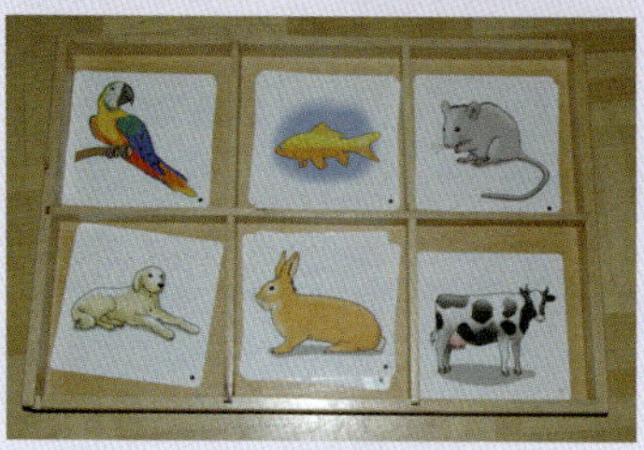

Zuordnen von gleichen Bildern aus dem Wortfeld „Tiere“
Material: Verstehen – Sprechen – Lesen
VSL (PROLOG)

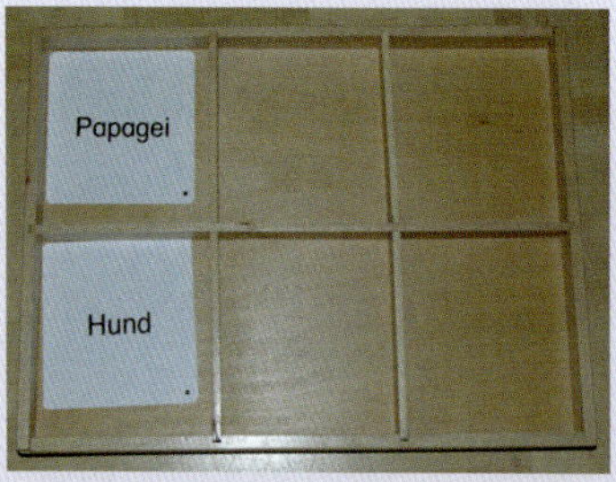

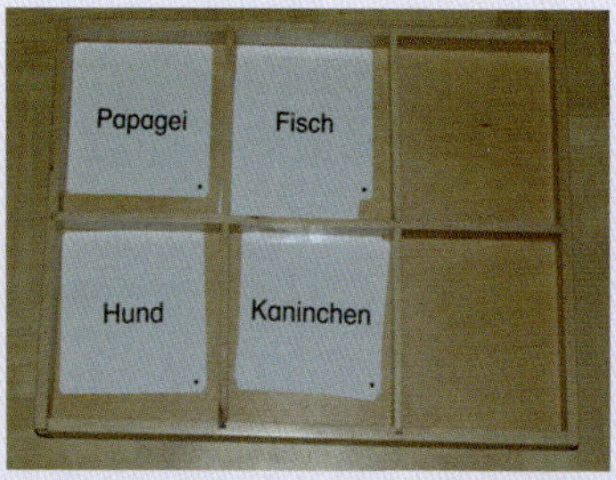

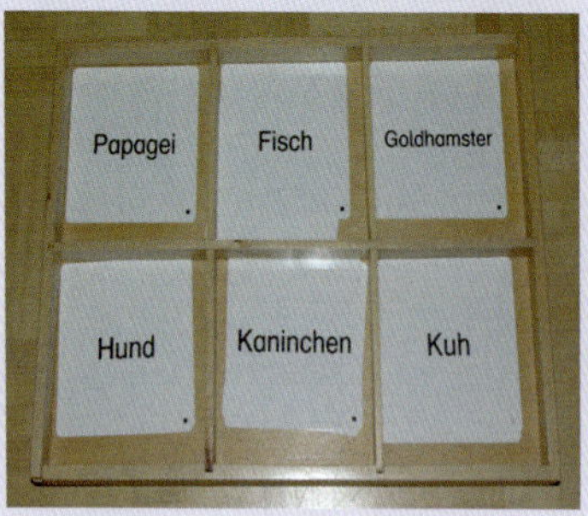

Zuordnen von gleichen Wörtern aus dem Wortfeld „Tiere“
Material: Verstehen – Sprechen – Lesen
VSL (PROLOG)

Ab wann kann mit dem „Frühen Lesen" begonnen werden?

Voraussetzungen sind:

- Das Kind muss über eine ausreichende Aufmerksamkeit verfügen, die eine kurze Konzentrationsspanne am Tisch ermöglicht.
- Das Kind muss in der Lage sein, Anweisungen zu befolgen.
- Das Sprachverständnis für die Aufforderungen muss vorhanden sein, z.B.: „sieh mal; nimm; gib mir; lege ..."
- Es muss die Fähigkeit zeigen, Dinge als gleich oder unterschiedlich zu erkennen.
- Seh- und Hörvermögen müssen gut sein (evtl. korrigiert durch Brille/Hörgerät).
- Es gibt im Umfeld Personen (Eltern/Großeltern/Geschwister, Erzieher, Sprachtherapeuten ...), die mehrmals wöchentlich mit dem Kind üben.

Eine Altersangabe ist kaum möglich, da Kinder mit DS sich sehr unterschiedlich entwickeln. Wenn die Voraussetzungen gegeben sind, kann mit dem Programm begonnen werden. Bei zahlreichen Kindern kann 1-2 Jahre vor dem Schuleintritt mit dem „Frühen Lesen" begonnen werden.

LITERATURTIPP

Literatur für Eltern & Erzieher:

- Oelwein, P.L. ([3]2002): Kinder mit Down-Syndrom lernen lesen – Ein Praxisbuch für Eltern und Lehrer. G & S Verlag
- Pieterse, M. & Cairns, S. (2002): Kleine Schritte. Frühförderprogramm für Kinder mit einer Entwicklungsverzögerung. Buch 9 Frühes Lesen. Deutsches Down-Syndrom InfoCenter, Nürnberg

Fördermaterial:

- Passon, K./Kolb, Ch./Daubach, M. (2006): VSL – VerstehenSprechenLesen. Ein linguistisches Förderprogramm für geistigbehinderte Kinder und Jugendliche sowie Late-Talker (von 2-16 Jahre). PROLOG
- FlashWords AAC - Neue Software zu der Lesemethode „Kleine Schritte". LifeTool Computer aided Communication

Ohrenkuss: Ein Magazin mit Texten von Menschen mit DS

- Kennen Sie schon das Magazin „Ohrenkuss ... da rein, da raus" der downtown Werkstatt für Kultur und Wissenschaft? Das halbjährlich erscheinende Magazin wird mit Texten und Interviews von Menschen mit DS zu jeweils verschiedenen Themen gestaltet: www.downtown-werkstatt.de

Zusammenfassung:

Das Konzept des „Frühen Lesens" ist für alle Kinder mit DS geeignet, die die Voraussetzungen dafür erfüllen und über ein aktives Umfeld verfügen, das bereit ist, möglichst mehrmals wöchentlich mit dem Kind zu üben.

Nahrungsaufnahme, Mundatmung & Co

Orofaziale Dysfunktionen

Kinder mit Down-Syndrom können sogenannte orofaziale (orofazial: lat. os = Mund, facies = Gesicht) Störungen zeigen, manchmal wird auch von myofunktioneller Störung (Muskelfunktionsstörung) oder orofazialer Dyskinesie (Bewegungsstörung im Mund-/Gesichtsbereich) gesprochen. Das sind Störungen der Muskelspannung, der Muskelfunktion, der Bewegungsabläufe von Lippen, Wangen, Zunge, Gaumensegel und/oder Störungen der Wahrnehmung im Mund-/Gesichtsbereich. Bei Kindern mit DS können diese Veränderungen aufgrund verschiedener Ursachen auftreten, die einerseits genetisch bedingt sein können, andererseits aber oft auch die Folge von Wechselwirkungen unterschiedlicher Faktoren sind. In der folgenden Abbildung werden die Wechselwirkungen im Mund-/Gesichtsbereich bei Kindern mit Down-Syndrom aufgezeigt. Ich weise ausdrücklich darauf hin, dass orofaziale Dysfunktionen bei Kindern mit DS auftreten **können**, aber nicht unbedingt auftreten **müssen**.

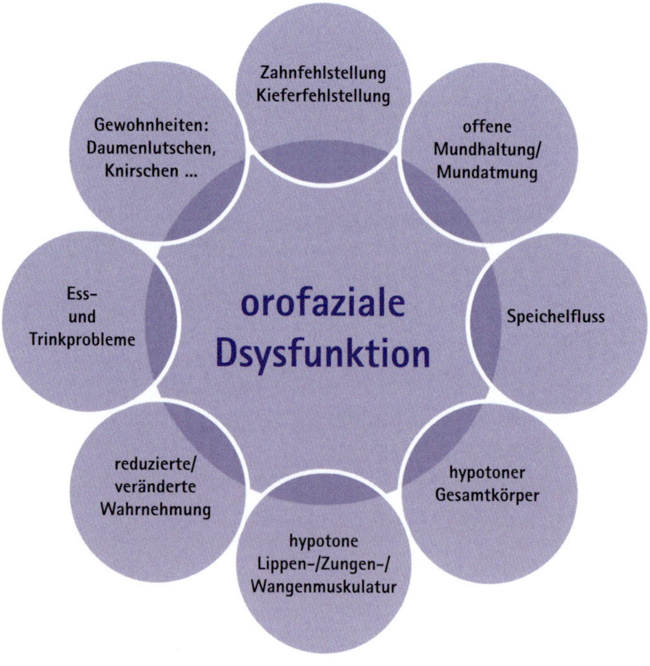

Wechselwirkungen im Mund-/Gesichtsbereich, die bei Kindern mit DS auftreten *können*

Bei den orofazialen Dysfunktionen im Mund- und Gesichtsbereich bei Kindern mit DS ist häufig nicht feststellbar, was Ursache und was Wirkung ist. Im Folgenden nenne ich einige mögliche orofaziale Dysfunktionen, die bei Kindern mit DS auftreten können und die sich gegenseitig negativ beeinflussen.
Verantwortlich für viele orofaziale Dysfunktionen sind motorische Einschränkungen, d.h. Probleme bei bestimmten Muskelbewegungen, und/oder sensorische Probleme, d.h. Einschränkungen im Fühlen, Spüren und Wahrnehmen. Eine schlaffe Körperspannung (Hypotonie) beeinflusst die Muskelspannung von Lippen, Zunge, Wangen und Gaumensegel. Eine hypotone Gesichtsmuskulatur, insbesondere eine geringe Lippen- und Kiefermuskulatur, führt häufig zu einem fehlenden Mundschluss. Eine geringe Muskelaktivität und Beweglichkeit im Bereich der Zungen-, Lippen- und Kiefermuskulatur kann Probleme beim Essen und Trinken verursachen. Mit einer geringen Muskelspannung geht häufig einher, dass die Kinder im Mund- und Lippenbereich vermindert wahrnehmen und fühlen. Eine offene Mundhaltung, verbunden mit einer schlaffen Zungenmuskulatur und einer verminderten Wahrnehmung, führt nicht selten dazu, dass Speichel aus dem Mund läuft. Speichelfluss ist für die Umwelt und auch für das Kind eine lästige Angelegenheit.
Zahn- und Kieferfehlstellungen – insbesondere der offene Biss in der Zahnfront – werden durch die offene Mundhaltung und das Schlucken gegen die Zähne begünstigt. Lutscht ein Kind lange, d.h. auch noch nach dem dritten Lebensjahr, am Daumen, können Kieferfehlstellungen hervorgerufen werden. Ob Artikulationsstörungen, also Fehlbildungen der Laute und das damit einhergehende unverständliche Sprechen, auch durch die verminderte Muskelspannung und die orofazialen Dysfunktionen hervorgerufen werden, wird von Wissenschaftlern unterschiedlich bewertet. Es gibt viele Argumente dafür, dass undeutliches Sprechen und Störungen in der Sprechlautbildung von vielen Faktoren abhängen und die schlaffe Mundmotorik nur ein nachgeordneter Faktor ist.
Viele Sprachtherapeuten legen bei Kindern mit DS den Schwerpunkt der Therapie auf die Behandlung der orofazialen Dysfunktionen. Lassen Sie sich von der Therapeutin genau erklären, warum dies bei Ihrem Kind erforderlich ist und welche **konkreten/alltagsrelevanten** Ziele dadurch angestrebt werden.

Probleme beim Essen, Trinken und Schlucken

Einige Kinder mit DS haben kaum Probleme bei der Nahrungsaufnahme. Bei anderen Kindern mit DS sind das Saugen und Trinken von Geburt an erschwert, bei wieder anderen zeigt sich erst im Kleinkindalter eine Auffälligkeit, da zum Beispiel feste Nahrung nicht gekaut wird. Im Folgenden werden verschiedene Probleme aus sprachtherapeutischer Sicht aufgezeigt und im Anschluss werden Förderideen vorgestellt sowie unterschiedliche Therapiemethoden erklärt.

Selbstverständlich können auch bestimmte Erkrankungen, Allergien oder psychische Gründe die Nahrungsaufnahme erschweren oder behindern. Auch die Ernährung mit einer Sonde kann in den ersten Lebenswochen angezeigt sein. Auf diese Themen sowie auf Ernährungsfragen wie beispielsweise die Diskussion um die Gabe von Nahrungsergänzungen kann hier aus Platzgründen leider nicht eingegangen werden.

Essen als familiäres und gesellschaftliches Ritual

Essen ist mehr als Nahrungsaufnahme. Essen bedeutet, zusammen am Tisch zu sitzen, den Tagesablauf zu strukturieren, sich gemeinsam zu treffen und manchmal auch zu feiern. Essen ist Genuss: riechen, schmecken, tasten, kalt, warm, heiß, eiskalt, lauwarm ... Kinder mit und ohne DS erleben diese Essens- und Erfahrungsrituale in Gemeinschaft in Familie, Kita und Schule. Für viele Kinder, auch für Kinder mit DS, ist es eine Herausforderung, lange Zeit am Tisch zu sitzen, aber jedes Kind wird dies mit der Zeit lernen. Auch eine ausgewogene Ernährung kann nur gelingen, wenn Kinder ein solches Angebot erfahren. Unabhängig von bestimmten Ernährungsphilosophien herrscht Einigkeit darüber, dass der weitgehende Verzicht auf Zucker, der tägliche möglichst mehrmalige Verzehr von Obst, Gemüse und Rohkost sowie eine ausreichende Flüssigkeitszufuhr mit Wasser eine gute Grundlage zur Entwicklung von Körper und Geist sind. „Tischmanieren" sind in jeder Kultur anders und gehören zum gemeinsamen Essen dazu. Unabhängig davon, aus welchem Kulturkreis Sie kommen, bringen Sie Ihrem Kind diese Tisch-/Essensregeln bei. Denken Sie daran, dass viele Kinder mit DS sehr viele Wiederholungen benötigen und Ausnahmen nicht verstehen. Falls Sie gerne in Restaurants gehen, so suchen Sie doch ein kinderfreundliches aus und gehen Sie zu einer frühen Uhrzeit, zu der auch andere Familien mit Kindern essen gehen.

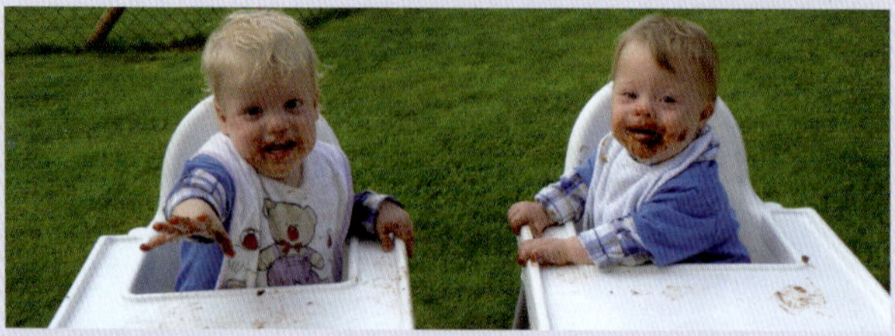

Tobias und Lukas nach dem ersten Schokoladenkeks

LITERATURTIPP

- Informationsbroschüre: Ernährung bei Kindern mit Down-Syndrom - eine alternative Sichtweise. Deutsches Down-Syndrom Infocenter.www.ds-infocenter.de

Stillen, Trinken und die Auswahl von Getränken

Die Aufnahme von Flüssigkeit ist lebenswichtig. In den ersten Lebensmonaten wird das Kind mit DS entweder an der Brust oder aus der Flasche trinken. Es ist unumstritten,

dass Stillen fördernde Einflüsse auf die Muskelentwicklung von Lippen, Zunge, Kiefer und auf die körperliche Entwicklung hat. Ich persönlich habe jedoch in meiner Tätigkeit als Sprachtherapeutin genügend Kinder (ohne DS) gesehen, die gestillt wurden und trotzdem orofaziale Auffälligkeiten hatten und auch Kinder, die nicht gestillt wurden und keine Auffälligkeiten hatten. Trinken muss das Kind, aber wie? Falls Sie stillen, so stillen Sie so lange, wie es für Sie und Ihr Kind angenehm ist. Stillen Sie nicht, so achten Sie bei der Auswahl des Flaschensaugers darauf, dass dieser keine zu große Öffnung hat. Auf keinen Fall sollten Sie das Loch im Sauger vergrößern: Das Kind soll seine Lippen- und Wangenmuskeln aktiv einsetzen. Wenn das Kind sitzen kann, ist es Zeit, andere Trinkgefäße auszuprobieren.
Die ausreichende Flüssigkeitszufuhr ist für die Verdauung, die Konzentration und auch zur Vorbeugung von Erkältungskrankheiten wichtig. Pro Kilogramm Körpergewicht werden mindestens 30 ml Flüssigkeit pro Tag empfohlen. Denken Sie bitte daran, dass Milch ein Nahrungsmittel ist und nicht zur Flüssigkeitszufuhr dient. Nachdem sich im Säuglingsalter als erstes Getränk ein Baby-Fencheltee anbietet, sollte das Kind danach so früh wie möglich an das Trinken von Wasser und/oder ungesüßten Tees gewöhnt werden. Auf keinen Fall gesüßte Getränke reichen, da diese nicht nur ungesund sind, sondern auch die Zähne schädigen. Auch mit Fruchtsäften sollten Sie sparsam umgehen, da sie Säure enthalten und ebenfalls schädlich für die Zähne sein können.

Welche Flasche? Welcher Sauger? Welcher Becher?

Probieren Sie es einfach aus. Es gibt eine Vielzahl von Babyflaschen-Anbietern auf dem Markt, die meistens verschiedene Sauger für Tee, Milch und Brei anbieten.
Das Saugen an der Brust oder an der Flasche fördert die Mundmuskulatur. Gerade bei Kindern mit DS ist die Mundmuskulatur oft hypoton (schlaff), sodass das Saugen an der Flasche im Säuglingsalter ein gutes Training für Ihr Kind darstellen kann. Wichtig ist, dass Sie es Ihrem Kind nicht zu leicht machen, sodass die Mundmuskulatur „arbeiten" muss und aktiv ist. Auch die richtige Anwendung von Trinksaugern hat fördernde Bedeutung, wenn Sie beispielsweise Milch nicht aus einem Breisauger oder einem vergrößerten Trinkloch anbieten. Ausnahmen bilden Kinder, die aufgrund eines Herzfehlers oder aufgrund eines instabilen körperlichen Zustands kaum Kraft zum Saugen haben. Hier sollte mit einer Fachfrau ausprobiert werden, wie es dem Kind ermöglicht wird, ausreichend Nahrung aufzunehmen.
Sobald Ihr Kind selbstständig sitzen kann, sollten Sie verschiedene Becher (mit Schnabel, ohne Schnabel etc.) ausprobieren, damit Ihr Kind nicht unnötig lange ein „Flaschenkind" bleibt.

LITERATURTIPP

Broschüre zum Stillen bei Kindern mit Down-Syndrom:

- Board, T. (^{3}2006): Das Stillen eines Babys mit Down-Syndrom. La Leche Liga Deutschland. Bestellen über: www.lalecheliga.de oder über www.ds-infocenter.de

Kauen

Einige Kinder mit Down-Syndrom kauen unzureichend, d.h., sie zerkleinern die Speisen nur sehr grob. Dabei sind manchmal „Hackbewegungen" des Ober- und Unterkiefers zu beobachten. Andere beißen die Nahrung ab und schlucken sie dann unzerkaut herunter. Dies stellt für den Magen-Darm-Trakt eine Belastung dar und wichtige Nährstoffe können so nicht aufgenommen werden. Aufgrund der geringen Muskelspannung (Hypotonie) der Kiefer-/Kaumuskulatur sowie der Zungenmuskulatur ist es für manche Kinder mit DS sehr mühsam und anstrengend zu kauen. Beim Kauen wird die abgebissene Nahrung von der Zunge abwechselnd zwischen die Zahnreihen der rechten und linken Kieferhälften geschoben. Mit kreisenden Bewegungen der beiden Kieferhälften wird nun die Nahrung zerkleinert und mit Speichel zu einem Speisebrei geformt. Dieser wird dann auf der Zungenmitte platziert und dann am Gaumen entlang heruntergeschluckt. Voraussetzungen für ein gesundes Kauen sind sowohl eine gute Muskelspannung von Lippen, Kaumuskulatur und Zunge als auch eine gute Wahrnehmung im Mundraum, da nur so gefühlt werden kann, wo sich die Speise gerade befindet.

Kaustörungen und „Stopfen"

Kaustörungen können, wie oben beschrieben, aufgrund von zu schwacher Muskelspannung oder mangelnder Wahrnehmung der Kaumuskulatur und der Zungenmuskulatur entstehen. Einige Kinder können zwar die Kiefer auf und zu bewegen, jedoch fällt es ihnen schwer, die kreisenden Mahlbewegungen des Oberkiefers und des Unterkiefers durchzuführen. Insbesondere die Seitbewegungen des Unterkiefers fehlen häufig. Sie haben rotierende Kaubewegungsmuster noch nicht erlernt.
In meiner Arbeit als Sprachtherapeutin habe ich beobachtet, dass Kinder sich ein „lässiges" Kauen angewöhnt haben, indem sie 1- bis 2-mal kauen und dann die Speisestücke herunterschlucken. Auch das „In-den-Mund-hinein-Stopfen" von zu großen Nahrungsmengen wird immer wieder von Eltern berichtet und ist zu beobachten. Hier ist es notwendig, Verhaltensregeln für das Essen/Kauen einzuführen, damit die Kinder lernen, gut „verarbeitbare" Portionen zu essen.

Förderung des Kauens und der festen Nahrungsaufnahme

Sollte Ihr Kind, obwohl es gut sitzen kann und im Ober- und Unterkiefer sowohl Front- als auch erste Backenzähne hat, nicht oder nur sehr unzureichend kauen, ist es notwendig, eine sprachtherapeutische Beratung aufzusuchen. Hier findet eine umfassende Diagnostik des gesamten orofazialen Traktes sowie der Nahrungsaufnahme statt. In Anlehnung an die Orofaziale und Myofunktionelle Therapie wird die Sprachtherapeutin verschiedene aktive und passive Stimulationen und Übungen durchführen. Einige Übungen können Eltern in die alltäglichen Routinen einfließen lassen.

Tipps zur Förderung des Kauens und der Nahrungsaufnahme von festen Speisen:

- Bieten Sie Ihrem Kind früh feste Nahrung zum „Mümmeln" an.
- Wenn Ihr Kind sitzen kann, geben Sie ihm Dinkelstangen, Brotrinden, Brötchenstücke o.Ä., die es selbst in der Hand halten kann. Diese ersten Versuche haben meist wenig mit „feinem" Essen zu tun, sondern viel mehr damit, dass die Kinder lernen, feste Nahrung zu zerkleinern, zu schmecken, einzuspeicheln und Richtung Speiseröhre zu transportieren. Dabei landet auch nicht immer alles im Mund, sondern einiges eben daneben.
- Probieren Sie dann aus: Geben Sie Ihrem Kind beim Kochen Paprikaschnitze, Apfelstücke und Obst/Gemüse je nach Saison. Ermöglichen Sie ihm reichhaltige Erfahrungen im Mund, Ihr Kind wird motorisch und sensorisch so bestens gefördert! Und danach geht es dann an das erste Butterbrot etc.
- Lassen Sie Ihr Kind von Anfang an am Tisch mitessen und an Ihren Tischritualen teilhaben.
- Geben Sie ihm, wenn es kauen kann, möglichst zu jeder Mahlzeit auch feste Nahrung.
- Lassen Sie Ihr Kind als Zwischenmahlzeit Obst und Gemüse essen.
- Falls Sie schon Eltern sind, so erinnern Sie sich daran, wie Sie Ihren anderen Kindern erste feste Nahrung angeboten haben, und machen es genauso. Evtl. dauert alles nur etwas länger.

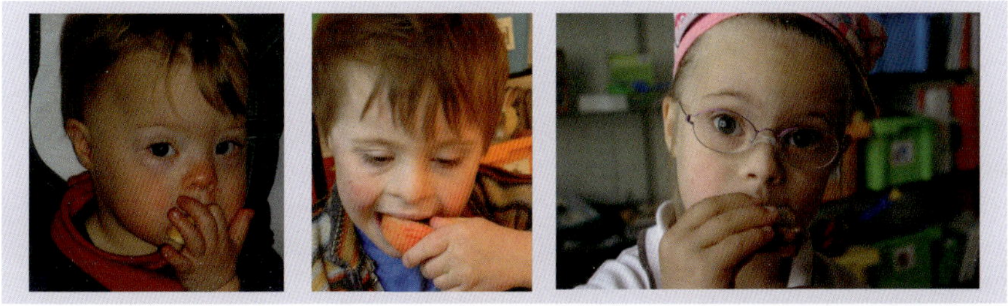

Kinder, die kauen

Schlucken

Viele Kinder mit DS schlucken mit der Zunge gegen die Zähne oder zwischen den Zähnen, anstatt die Zunge gegen den Gaumen zu drücken. Da die Zunge aber bei jedem Schlucken ein bisschen Druck ausübt, wird der Gaumen, der im Kindesalter noch aus weichen Knochen besteht, nicht ausgeformt, sondern bekommt eine hohe und „gotische" Form. Oft entsteht ein sogenannter „offener Biss", d.h. zwischen den vorderen Oberkiefer- und Unterkieferzähnen entsteht eine Lücke. Dieser offene Biss kann auch durch lang anhaltendes Daumenlutschen entstehen. Mundmotorische Übungen können helfen, dass die Zunge im Mundraum bleibt und nicht gegen oder zwischen die Zähne drückt.

Im Vorschulalter sollte das Kind einem Kieferorthopäden vorgestellt werden. Bei den jährlichen Zahnarztbesuchen kann eine eventuelle Kiefer- und Zahnfehlstellung besprochen und die Fachmeinung eingeholt werden. Für Kinder mit offenem Biss und/ oder einem Schluckmuster gegen oder zwischen die Zähne ist der Mundschluss oft sehr schwierig, sodass sie meistens eine offene Mundhaltung haben.

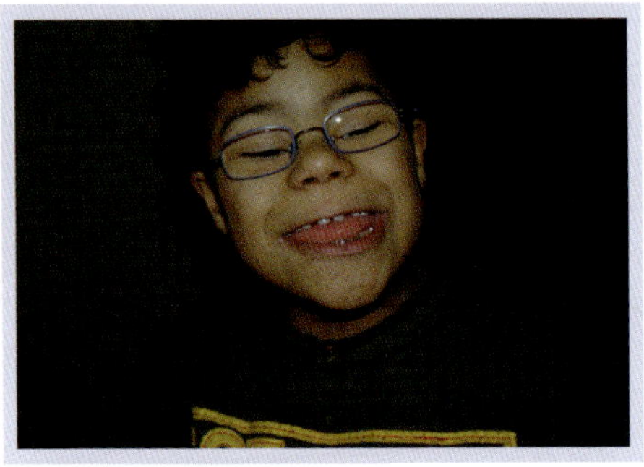

Frontoffener Biss mit Zungenlage zwischen den Zähnen

Offene Mundhaltung, Mundatmung und Speichelfluss

Die offene Mundhaltung und die damit verbundene Mundatmung sind bei vielen Kindern mit DS zu beobachten. Dafür sind viele Ursachen verantwortlich, die oft ineinander greifen. Man kann hier von einem „Teufelskreis" sprechen (s. Abbildung *„Wechselwirkungen zwischen offener Mundhaltung und anderen orofazialen Dysfunktionen"*). Für den inkompletten Mundschluss ist oft die „hypotone" (schlaffe) Muskulatur der Lippen, des Kiefers und der Zunge verantwortlich. Bei einem guten Mundschluss schweben die Zähne aufeinander und die Lippen berühren sich leicht. Voraussetzung dafür ist, dass die Kiefer aufeinander zu bewegt werden. Da die Kinder oft einen hohen Gaumen und nicht selten eine Kieferfehlstellung haben, ist es ihnen rein anatomisch erschwert, die Kiefer zusammenzubringen und die Lippen zu schließen.
Die Muskelspannung in den Lippen ist oft sehr gering (Hypotonie), sodass die Kinder immer nur kurzzeitig die Lippen schließen können. Die hypotone Gesichtsmuskulatur steht meistens in Zusammenhang mit einer hypotonen Muskulatur des Gesamtkörpers.
Die Nasenatmung wird von den meisten Kindern nicht genutzt, sodass sie durch den Mund atmen. Dies kann neben den o.g. Gründen auch eine medizinische Ursache haben. Vergrößerte Rachen- oder Gaumenmandeln, Polypen am Nasenende, Allergien oder eine schiefe Nasenscheidewand können dazu führen, dass die Nasenatmung behindert wird. Leider ist es so, dass die Kinder mit offener Mundhaltung nicht ihre Nase zum Atmen nutzen, sondern ausschließlich den Mund. Die Nasenatmung erfüllt aber wichtige Funktionen wie beispielsweise das Filtern und Anwärmen der Atemluft. Kin-

der mit Mundatmung erkälten sich schneller und haben so häufiger Erkältungskrankheiten. Durch die offene Mundhaltung wird das Herauslaufen des Speichels hervorgerufen. Einige Kinder schlucken ihren Speichel so selten hinunter, dass ihnen ständig Speichel aus dem Mund läuft und ihre Kleidung dementsprechend durchnässt ist.

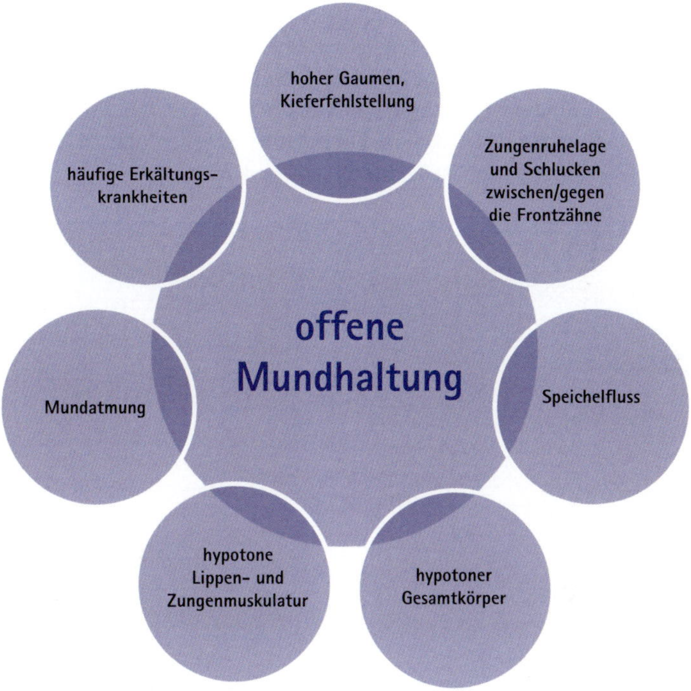

Wechselwirkungen zwischen offener Mundhaltung und anderen orofazialen Dysfunktionen

Förderung von Mundschluss und Nasenatmung

Voraussetzungen für eine gezielte Förderung:

- Abklärung beim HNO-Arzt/Phoniater/Pädaudiologen, ob die Nasenatmung überhaupt möglich ist oder verhindert wird durch:
  - ausgeprägte Nasenpolypen (Adenoide)
  - ausgeprägte Rachenmandeln
  - eine schiefe Nasenscheidewand
  - Allergien
  - Sonstiges
- Abklärung, ob eine Kieferfehlstellung vorliegt, die einen Mundschluss erschwert

Alltagstraining:

- Den Mund immer mit kleinen kurzen Bewegungen abtupfen (nie abwischen/reiben), dies erhöht die Muskelspannung.
- Einige Getränke am Tag durch verschieden dicke Strohhalme trinken lassen, dies fördert die Lippenspannung.
- Beim Vorlesen, Hören einer CD oder beim Fernsehen einen Holzspatel/eine Salzstange mit den Lippen festhalten lassen, sodass diese nicht herausfallen und der Mund für ein paar Minuten geschlossen bleibt.
- Bei größeren Kindern ein Erinnerungswort oder ein Erinnerungszeichen für den Mundschluss vereinbaren, das die Eltern/Erzieher sagen oder zeigen dürfen, damit das Kind an den Mundschluss erinnert wird.

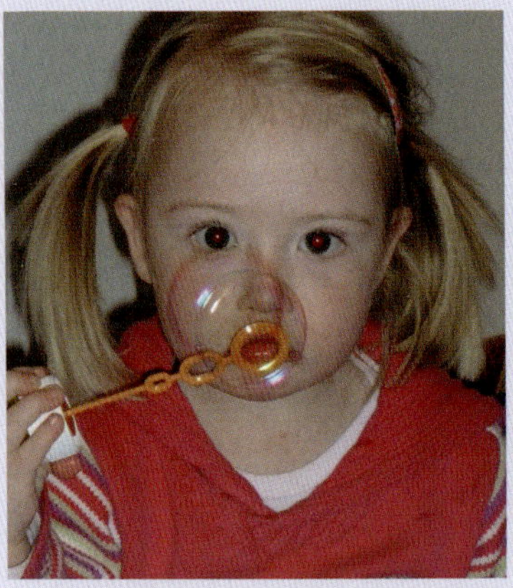

Seifenblasen pusten

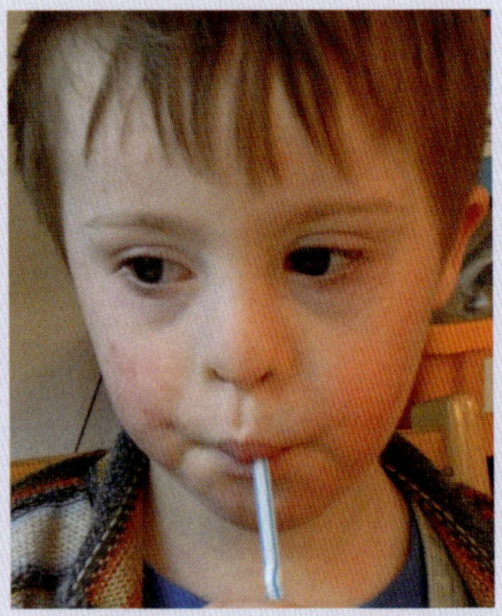

Mit Strohhalm trinken

Direkte Übungen:

- Aktive Lippenübungen, wie z.B. Kussspiele, Schmatzen, Lippenflattern etc.
- Pustespiele, wie z.B. Seifenblasen pusten, Wattebausch pusten, Mobile pusten, Tischtennisball-Wettpusten etc.
- Stimulation der Lippen/Wangen mit den Händen oder mit einem Vibrationsgerät/einer elektrischen Zahnbürste: Die Stimulation kann in den Alltag integriert werden und sollte auf den entsprechenden Muskelpartien ausgeführt werden.
- Aktivierung der Nasenatmung, wie z.B. Schnuppern mit der Nase, Riechübungen (Lassen Sie Ihr Kind an allen Dingen riechen) oder Nasentröten

Lassen Sie sich diese und weitere Übungen von der Sprachtherapeutin zeigen.

Indirekte Übungen:

- Die Erhöhung der Gesamtkörperspannung durch viel Sport und Bewegung wirkt sich auch positiv auf die Muskelspannung im Gesicht und Mund aus:
  - Bobby-Car fahren; Laufrad fahren; Dreirad fahren; Fahrrad fahren
  - so viel wie möglich mit dem Kind zu Fuß gehen, Auto stehen lassen
  - Balancieren lassen, schaukeln, rutschen, klettern
  - Kinderturnen
  - Trampolin springen
  - Schwimmen
  - Aktivitäten im Sportverein

LITERATURTIPP

- Adams, I./Struck, V./Tillmanns-Karus, M. (2010): Kunterbunt rund um den Mund. Verlag modernes Lernen

Hilfsmittel und kieferorthopädische Geräte

In Absprache und nach Anleitung durch einen Kieferorthopäden/Zahnarzt und Sprachtherapeuten können auch einfache kieferorthopädische Geräte eingesetzt werden. Sie ersetzen jedoch nie zusätzliche Übungen bzw. Stimulationen. Möglich sind u.a.:

- Gaumenplatte nach der Orofazialen Regulationstherapie (ORT)
  → nur in Verbindung mit einer Orofazialen Regulationstherapie
- Mundvorhofplatten (MVP) (Dr. Hinz Dental; www.dr-hinz-dental.de)
- Infant Trainer (Myofunctional Research Co.; www.myoresearch.com)
- Face-Former (Dr. Berndsen Medical; www.face-former.de)

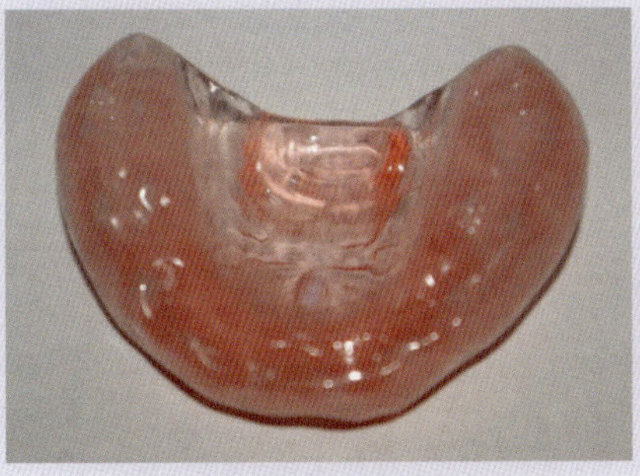

Gaumenplatte in Anlehnung an die Orofaziale Regulationstherapie

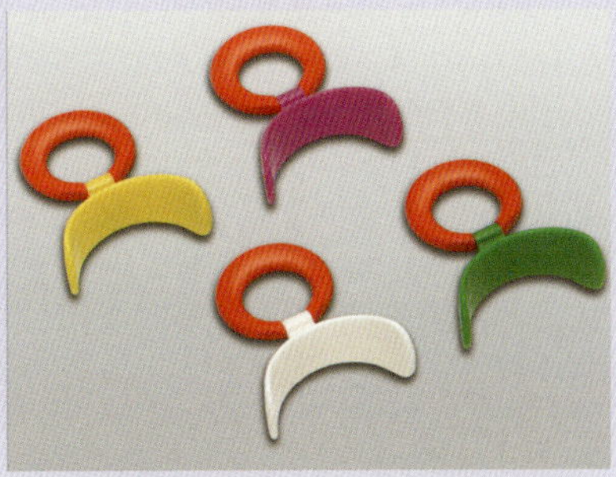

Mundvorhofplatte (Dr. Hinz Dental)

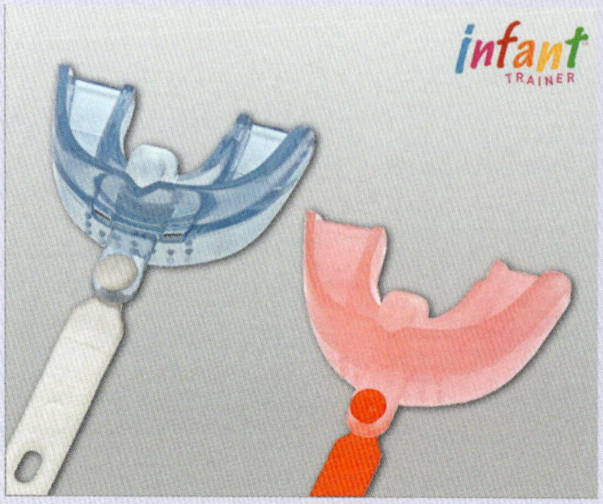

Infant Trainer (Myofunctional Research Co.)

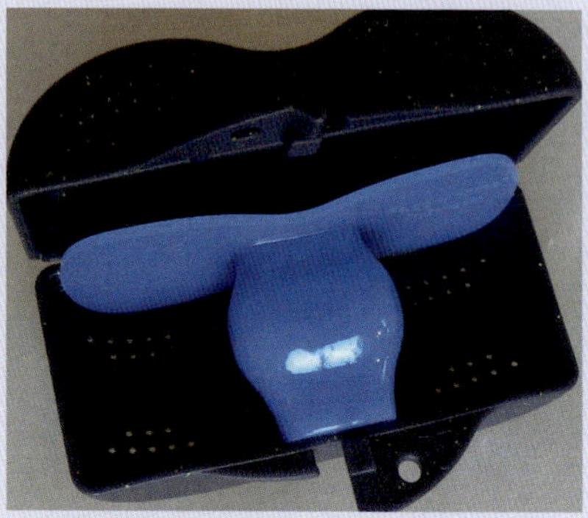

Face-Former (Dr. Berndsen Medical)

Mundschluss um jeden Preis?

Einige Kinder mit DS haben einen kompetenten Mundschluss, andere haben den Mund mal offen, mal geschlossen, und wieder anderen Kindern mit DS ist es nur schwer möglich, den Mund zu schließen. Warum ist es wem wichtig, dass der Mund geschlossen ist? Sind die Gründe ästhetischer, medizinischer oder alltagspraktischer Natur? Beobachten Sie einmal bewusst Ihre Mitmenschen in der Bahn, beim Einkauf etc.: Haben dort alle Menschen den Mund geschlossen?

Natürlich ist ein geschlossener Mund erstrebenswert, aber auch mit einem inkompletten Mundschluss lässt es sich ganz gut leben. Welche Schwerpunktsetzung wollen Sie als Eltern, Erzieher/Lehrer, Therapeut etc. vorgeben? Was ist wichtiger: Ein geschlossener Mund oder ein Kind, das sich verständigen kann? Oder ist beides gleich wichtig? Manchmal ist durch den offenen Mund der Speichelfluss so stark, dass Ihr Kind sich und andere mit Speichel bedeckt. In dem Fall kann eine Schwerpunktsetzung auf den Mundschluss, die Beeinflussung des Schluckens und die Wahrnehmung im Mund sinnvoll sein. 100% Mundschluss sind in der Regel nur bei einigen Kindern erreichbar. In der Sprachtherapie hat sich eine gesunde Mischung aus mundmotorischen Übungen, Förderung der kommunikativen Kompetenz und konkreten Übungen auf den Spracherwerbsebenen bewährt.

Therapiemethoden bei orofazialen Dysfunktionen und Problemen mit dem Essen und Trinken: Was ist die beste Therapie für mein Kind?

In der Sprachtherapie werden folgende Methoden eingesetzt:

- Myofunktionelle Therapiemethoden
- Orofaziale Therapiemethoden
- Methodenkombinationen

Myofunktionelle Therapie (MFT)

Myofunktionelle Therapie im Mund-/Gesichtsbereich ist der Oberbegriff für alle Therapiemethoden, die sensorische und motorische Ungleichgewichte und Störungen im Mund- und Gesichtsbereich behandeln. Die myofunktionellen Therapiemethoden (MFT) wurden ursprünglich für Kinder mit Zahn- und Kieferfehlbildungen entwickelt, die beim Schlucken mit der Zunge fehlerhaft gegen oder zwischen die Zähne drücken und die durch den Mund anstatt durch die Nase atmen. Die MFT-Methoden wurden in der Zahnmedizin, Funktionskieferorthopädie und Sprachtherapie entwickelt und werden bis heute ständig weiterentwickelt.
Es existieren in Deutschland und weltweit viele verschiedene Ansätze, die jedoch alle das gleiche Ziel verfolgen: die Erarbeitung eines motorischen und sensorischen Gleichgewichts im Mund- und Gesichtsbereich unter Berücksichtigung der Gesamtkörperhaltung/-bewegung. In Deutschland werden u.a. folgende MFT-Ansätze angewendet: nach Burhop et al. 1995; Garliner 1989; Bolten; Kallus 2004; Kittel 2014; Hahn o.J.; Clausnitzer 2004; Lleras/Müller 1995.

Inhalte der myofunktionellen Therapieansätze:

- Abgewöhnung schädlicher Gewohnheiten (Daumenlutschen, Schnuller, Flaschennahrung über ein bestimmtes Alter etc.)
- Beeinflussung von Zähneknirschen
- Anbahnung der normalen Schluckbewegung in der Mundphase
- Anbahnung und Festigung des Mundschlusses und der Nasenatmung
- Aktive Übungen: die Kinder „müssen" aktiv mitarbeiten
- Einzeltherapie oder Gruppentherapie möglich

Bei der Myofunktionellen Therapie führen die Kinder beispielsweise aktive Übungen zur Kräftigung der Lippen, der Zunge, der Wangen und des Gaumensegels durch. Den Kindern werden jede Woche neue Hausaufgaben mitgegeben. Tägliches Üben ist ein fester Bestandteil der MFT. Übungskalender können den Kindern beim konsequenten Üben helfen. In den sprachtherapeutischen Sitzungen werden die Fortschritte kontrolliert und belohnt. Je nach Alter des Kindes werden die Übungen in Puste- und Saugspiele, Spiele zur Kräftigung der Mundmuskulatur, Riechspielen etc. integriert.

Bei Kindern mit Down-Syndrom sind die myofunktionellen Therapiemethoden erst anwendbar, wenn das Kind nachahmen kann, einfache Aufträge versteht und sich für ca. 10 Minuten konzentrieren kann.

Orofaziale Therapieansätze (ORT)

Orofaziale Therapiemethoden werden meistens bei komplexeren Störungen des Schluckens und des Mund-/Gesichtsbereichs angewendet, wie sie zum Beispiel nach Schlaganfall oder bei Kindern mit frühkindlichen Hirnschädigungen oder genetischen Syndromen auftreten können. Je nach orofazialer Dysfunktion des Kindes mit DS kann eine orofaziale Therapie sinnvoll sein.
Die orofazialen Therapiemethoden stellen umfassende Ansätze dar, wobei die meisten durch die Physiotherapie stark beeinflusst wurden. Die orofazialen Therapiemethoden beachten immer die Zusammenhänge zwischen orofazialem Komplex und Gesamtkörper. Wie bei der MFT existieren auch bei der Orofazialen Therapie verschiedene Ansätze, die jedoch im Unterschied zur MFT immer in Einzeltherapien zwischen Kind und Therapeut angewendet werden.

Orofaziale Therapieansätze:

- Orofaziale Regulationstherapie (ORT) nach Castillo Morales & Brondo
- Facio Orale Trakt Therapie (F.O.T.T.®) nach Bobath/Coombes
- Propriozeptive Neuromuskuläre Faszilitation (PNF) nach Kabat/Knott/Voss

Auch bei der ORT ist das Ziel die Wiederherstellung eines Gleichgewichts im Mund- und Gesichtsbereich unter Berücksichtigung von Motorik, Sensorik und Gesamtkörper. Im Gegensatz zur MFT sind im Rahmen orofazialer Therapieansätze alle Phasen des Schluckens Gegenstand der Therapie.

Inhalte der orofazialen Therapiemethoden:

- Passive Stimulationen mit ergänzenden aktiven Übungen am Gesamtkörper und im Mund-/Gesichtsbereich
- Hemmung unerwünschter Bewegungsmuster, Bahnung physiologischer Bewegungsmuster
- Verbesserung des Schluckvorgangs in **allen** Schluckphasen
- Verbesserung der Atmung (u.a. Nasenatmung), Stimmgebung und der Lautbildung
- Einzeltherapie

In den orofazialen Therapiekonzepten stimuliert der Sprachtherapeut je nach Konzept mit verschiedenen Stimulationstechniken wie beispielsweise Vibration, Dehnung, Zug, Druck und Streichen den Mund-/Gesichtsbereich unter Einbeziehung des Gesamtkörpers. Diese Stimulationen werden meistens mit den Händen ausgeführt.

Methodenkombinationen
Darüber hinaus existieren verschiedene Therapiekonzepte, die im Schwerpunkt aus Methodenkombinationen bestehen, z.B.:

- Funktionelle Dysphagie Therapie (FDT) nach Bartolome
- Funktionelle Therapie oropharyngealer Dysphagien nach Bigenzahn/Denk
- Körperorientierte Sprach-Therapie (k-o-s-t®) nach Codoni
- Neurofunktionelle Reorganisation nach Padovan

Die beiden erstgenannten Therapieansätze nach Bartolome und nach Bigenzahn/ Denk werden bei umfassenden Schluckstörungen angewendet. Die „Körperorientierte Sprach-Therapie" nach Codoni sowie die „Neurofunktionelle Reorganisation" nach Padovan stellen komplexe Ansätze dar, die nicht nur orofaziale Störungen, sondern auch andere Entwicklungsbeeinträchtigungen beeinflussen wollen.

Welche Methode ist gut für mein Kind?
Alle genannten Therapiemethoden (MFT/ORT) verfolgen das gleiche Ziel, nämlich so weit wie möglich ein muskuläres und sensorisches Gleichgewicht im Mund-/Gesichtsbereich herzustellen, um damit positiven Einfluss auf die Nahrungsaufnahme, die Atmung, das Sprechen und die Stimme auszuüben. Myofunktionelle und orofaziale Therapieansätze alleine reichen jedoch nicht aus, um dies zu erreichen. Darüber hinaus ist eine umfassende **Sprachentwicklungstherapie**, nicht selten mit Elementen der Unterstützten Kommunikation (Gebärden, Symbolen, elektronischen Methoden), notwendig. Bei allen Therapiemethoden ist eine intensive Beratung und Anleitung der Eltern/Erzieher/Lehrer notwendig.
Es soll an dieser Stelle darauf hingewiesen werden, dass zurzeit **keine** wissenschaftlich abgesicherten Wirksamkeitsstudien über die hier aufgeführten Therapiemethoden bei dem Einsatz bei Kindern mit Down-Syndrom vorliegen, sodass **keine** Empfehlung für oder gegen eine Therapie ausgesprochen werden kann. Es liegen lediglich Untersuchungen zum Einsatz der Gaumenplatte (s. Foto im Kapitel *„Hilfsmittel und kieferorthopädische Geräte"*) im Rahmen der Orofazialen Regulationstherapie bei Kindern mit DS vor, die alle positiv ausgefallen sind. In meiner langjährigen Berufstätigkeit als Sprachtherapeutin von Kindern mit DS und als Supervisorin von Sprachtherapeuten habe ich immer wieder beobachten können, dass es nicht auf die eine oder die andere Methode ankommt, sondern vielmehr darauf, dass ein sicheres Verständnis für die Zusammenhänge im Mund-/Gesichtsbereich vorhanden ist und genau beobachtet wird, ob das Kind sich unter der ausgewählten Therapiemethode positiv verändert. Im Zentrum für Sprachtherapie in Moers wenden wir eine Methodenkombination aus Bobath-Therapie, Orofazialer Regulationstherapie und Myofunktioneller Therapie an.
Im Kapitel *„Der Weg zur Sprachtherapie"* stehen Hinweise und Links, wie Sie eine geeignete Sprachtherapeutin oder einen Sprachtherapeuten finden können.

Stottern, Poltern, Mutismus, Stimmstörungen und verbale Entwicklungsdyspraxie

Wie bei allen Kindern kann auch bei Kindern mit DS während des Spracherwerbs zusätzlich zur Spracherwerbsstörung noch eine andere Sprach- oder Sprechstörung auftreten. Zu diesen möglichen Sprach-, Sprech- oder Stimmstörungen zählen die Redeflussstörungen Stottern und Poltern, Stimmstörungen (Dysphonien), Entwicklungsdyspraxien und Mutismus. Alle diese Sprachstörungen sollten von einer Sprachtherapeutin abgeklärt werden. In jedem Fall muss der HNO-Arzt das Gehör überprüfen und bei Stimmstörungen ist eine Diagnostik des Kehlkopfs und der Stimmbildung notwendig. Ob eine Sprachtherapie bezogen auf diese Störungen sinnvoll und zwingend notwendig ist, kann nur nach einer Diagnostik in einem gemeinsamen Gespräch zwischen Sprachtherapeuten und Eltern geklärt werden. Im Folgenden finden Sie kurze Definitionen von verschiedenen Sprachstörungen, die während des Spracherwerbs auftreten können, damit Sie evtl. auftretende „Besonderheiten" bei Ihrem Kind erkennen und Sie Fachleute kontaktieren können.

Redeflussstörungen: Stottern & Poltern

Unter **Stottern** versteht man das Wiederholen oder Dehnen von Lauten oder Silben. Diese Wiederholungen, Dehnungen, Pausen oder auch Blockaden behindern den natürlichen Sprechablauf. Einige Kinder zeigen Sprechanstrengungen und vermeiden bestimmte Sprechsituationen. Stottern kommt bei Kindern mit DS häufiger vor als bei nicht behinderten Kindern. Es ist zwischen einer entwicklungsbedingten Sprechunflüssigkeit und einem beginnenden oder gar schon manifesten Stottern zu unterscheiden. Bei auftretendem Stottern bzw. bei beobachtbaren Redeunflüssigkeiten sollte eine Sprachtherapeutin aufgesucht werden, damit das Umfeld frühzeitig beraten und die normale Sprechflüssigkeit gefördert werden kann.
Unter **Poltern** versteht man hastiges, schnelles und undeutliches Sprechen. Den meisten Kindern und Jugendlichen ist nicht bewusst, dass sie poltern. Da Kinder mit DS oft durch die Spracherwerbsstörung undeutlich sprechen, ist frühzeitig auf ein langsames Sprechtempo zu achten.

Mutismus

Mutismus ist das teilweise oder vollständige Schweigen eines Kindes, obwohl keine organische Ursache dafür vorliegt. Man unterscheidet zwischen selektivem/elektivem Mutismus, bei dem das Kind nur mit ausgewählten Personen spricht, wobei es sich meist um Personen aus dem engen Familienumfeld handelt, und dem totalen Mutismus, bei dem das Kind mit gar keinen Menschen spricht.

Stimmstörungen

Stimmstörungen werden von Fachleuten als Dysphonien bezeichnet. Meist klingt die Stimme des Kindes heiser, rau, gepresst oder auch zu laut oder zu leise. Die Ursachen für Stimmstörungen sind vielfältig. Im Kindesalter kommt es jedoch häufig durch einen unphysiologischen Gebrauch der Stimme, z.B. durch häufiges Schreien, zu sogenannten Schreiknötchen auf den Stimmlippen. Bei Stimmstörungen muss immer ein HNO-Arzt oder ein Phoniater eine Kehlkopfuntersuchung durchführen, um festzustellen, warum die Stimmstörung besteht.

Verbale Entwicklungsdyspraxie (VED)/kindliche Sprechapraxie

Bei der verbalen Entwicklungsdyspraxie sind die neurologische Programmierung und die Planung der Sprechbewegung gestört, sodass es zu Aussprachefehlern kommt. Bei sehr starker Ausprägung kann es sein, dass das Kind kaum Lautsprache produzieren kann. Die Fehler, die das Kind in der Aussprache zeigt, sind, anders als bei einer Aussprachestörung, variabel und nicht vorhersagbar, sodass das Kind ein und dasselbe Wort unterschiedlich (falsch) realisiert. Bei einer reinen Entwicklungsdyspraxie ist das Sprachverständnis altersentsprechend gut. Bei Kindern mit DS werden immer wieder auch Entwicklungsdyspraxien beobachtet. Die Diagnostik einer VED ist nur dann möglich, wenn das Kind mehrere Wörter spricht und in der Lage ist nachzusprechen.

LITERATURTIPP

Infoflyer:

- Nathanailidou, D.: Stottern bei Kindern mit Down-Syndrom. Informationen für Eltern und Fachleute. Natke Verlag. www.natke-verlag.de

Kognition bei Kindern mit Down-Syndrom

Die allermeisten Kinder mit Down-Syndrom zeigen eine verlangsamte kognitive Entwicklung. Verschiedene Ursachen – wie das langsamere Gehirnwachstum nach der Geburt und die gehemmte/verzögerte Differenzierung des Gehirns – sind dafür verantwortlich. Man geht heute davon aus, dass das Volumen und Gewicht des Gehirns geringer ist, die Nervenverbindungen weniger ausdifferenziert sind und z.B. das Kleinhirn kleiner ist. Die Hypotonie der Muskulatur, die Bewegungsbesonderheiten, aber auch die Merkfähigkeits-/Gedächtnisstörungen sowie die Wahrnehmungsstörungen sind damit erklärbar. Bei Kindern mit DS gibt es genauso große Unterschiede in der kognitiven Entwicklung wie bei Menschen ohne DS. Untersuchungen zeigen Unterschiede von 50-60 IQ-Punkten, was der IQ-Verteilung der Durchschnittsbevölkerung entspricht.
Man geht davon aus, dass ihr kognitives Entwicklungstempo ca. 50% des Tempos von Kindern ohne DS beträgt. Bestimmte Fachstellen (Sozialpädiatrische Zentren, Frühförderzentren etc.) können eine Entwicklungsdiagnostik durchführen. Auch der Intelligenzquotient (IQ) lässt sich – beispielsweise durch den sprachfreien Test SON (**S**nijders-**O**omen **N**icht-verbale Intelligenztestreihe) – bestimmen. Meiner Meinung nach ist es jedoch viel wichtiger, dass Ihr Kind in seiner aktuellen Entwicklung eingestuft wird und Sie als Eltern Hinweise darauf erhalten, was die nächste Stufe der Entwicklung wäre.
Menschen mit Down-Syndrom lernen ein Leben lang, auch wenn die Geschwindigkeit der kognitiven Entwicklung mit zunehmendem Alter abnimmt. Kinder mit Down-Syndrom lernen unter erschwerten Bedingungen. Wissenschaftliche Untersuchungen haben ergeben, dass die Kognition und die Kognitionsentwicklung von Kindern mit DS verschiedene Besonderheiten aufweisen (vgl. Schaner-Wolles, 2000; Wishart, 2000):

- Die Aufmerksamkeitsspanne ist verkürzt und die Aufnahme von Informationen vermindert.
- Der Kurzzeitspeicher ist vermindert und es bestehen Probleme, Inhalte des Kurzzeitspeichers in den Langzeitspeicher zu transportieren.
- Die Gedächtnisleistung ist abhängig von der Präsentation des Materials. Insbesondere die Verarbeitung von gehörten Reizen ist beeinträchtigt, visuelle Angebote können sie besser abspeichern.
- Reaktionszeiten sind verlangsamt.
- Übliche Lernstrategien, wie das Verinnerlichen von Handlungen oder die Antizipation (die Vorplanung), sind nur bedingt vorhanden.
- Das Speichern durch verbale Wiederholung (Sprechcode, stilles Sprechen) ist aufgrund der Sprachentwicklungsstörung stark eingeschränkt. Sprache kann nur bedingt als Erinnerungs-, Denk- und Speicherhilfe genutzt werden.
- Kindern mit DS mangelt es beim Lernen an der Festigung von neuem Wissen, da sie weniger üben (wiederholen), früh „abschalten“ und ablenken.

Lerntipps für Eltern, Frühförderer, Erzieher/Lehrer

Kinder mit DS brauchen Lerntechniken, die ihr Selbstvertrauen stärken und das „Abschalten" verhindern. Da einige Kinder wenig Eigenaktivität zeigen und von sich aus wenig spielen, sollten sie zu Aktivitäten und zum Spiel angeregt werden.

positiv	Beispiel
Alltagsbezug: konkrete Themen und Material aus dem Umfeld des Kindes	Sprechen Sie über Dinge aus dem konkreten Alltag des Kindes. Spielen Sie mit dem Kind mit Dingen, die es interessieren, auch wenn es Ihnen bezogen auf das Alter unangemessen erscheint.
Visuellen Kanal nutzen Nutzung mehrerer Kanäle: bei gesprochenen Aufgaben Informationen mit Schrift, Symbolen, Gebärden etc. kombinieren	Da Kinder mit DS gesprochene Sprache nicht gut abspeichern können, sollten Sie Ihre Sprache durch „Sichtbares" (Gebärden, Symbole, Schrift etc.) unterstützen.
	Bieten Sie dem Kind keine einseitigen Präsentationen an, sondern verbinden Sie das gesprochene Wort möglichst mit etwas Sichtbarem (einem Bild) und evtl. auch mit einer Bewegung.
Kurze Informationseinheiten: einfache, klare Sätze	Da Kinder mit DS nur kurze Informationseinheiten abspeichern können, sollten Sie in kurzen, klaren Sätzen mit dem Kind sprechen.
Wiederholungen	Kinder mit DS brauchen viel Zeit, um Dinge langfristig abzuspeichern. Bieten Sie Ihrem Kind viele Wiederholungen an: Bilderbücher, Lieder, Kniereiter, Fingerspiele.
Kategorisierungen (Aufbau von Objektklassen ...)	Lassen Sie das Kind Gegenstände nach Kategorien ordnen, z.B. alle Tiere in den Stall, alle Fahrzeuge in die Scheune ...

LITERATURTIPP

Literatur für Eltern & Erzieher/Lehrer:

- Baker, B.L./Brightman, A.J. (2004): Alltagsfähigkeiten. Wie mein Kind lernt zurecht zu kommen. G & S Verlag Edition 21
- Pieterse, M./Treloar, M. (2001): Kleine Schritte. Frühförderprogramm für Kinder mit einer Entwicklungsverzögerung. Macquarie-Frühförderprogramm. Deutsches Down-Syndrom InfoCenter

Rituale und Regeln in Familie und Gesellschaft – (nicht nur) zur Sprachförderung

Damit Kinder sich in ihrer Familie, in ihrer Kultur und in ihrer Umgebung (Krabbelgruppe, Kita, Schule, Sportverein, Musikgruppe, Gotteshaus etc.) zurechtfinden und orientieren können, brauchen sie praktisches Wissen über die Regeln und die Rituale ihrer Gesellschaft. Regeln und Rituale strukturieren einen Handlungsablauf sowie den Tages-, den Wochen-, den Monats- und den Jahresablauf. Sie enthalten immer wiederkehrende Elemente, die Kindern, aber auch Erwachsenen Sicherheit und Struktur bieten. Aber auch das Gefühl der „Zugehörigkeit" wird durch Rituale gefördert. Das Mitgestalten von Ritualen, das Einhalten von Regeln zeichnet Kinder als aktiven Teil der Familie, der Kitagruppe oder der Klassengemeinschaft aus. Regeln und Rituale gliedern den Tagesablauf und zeigen an, wann eine Handlung beginnt, wann sie aufhört und geben die Möglichkeit der Antizipation. Damit ist bei Kindern mit DS das kurzfristige Vorausschauen auf den nächsten Handlungsschritt im Alltag gemeint.
Der kompetente Umgang mit diesen Ritualen und Regeln ermöglicht es Kindern, Jugendlichen und Erwachsenen mit DS, sich selbstständig in der jeweiligen Gesellschaft aufzuhalten und zu bewegen. Sie erleichtern das Zusammenleben in Gemeinschaften (Familie, Freundschaften, Kindergarten, Schule, Sportverein, Freizeitaktivitäten etc.). Viele Regeln werden durch Sprache begleitet oder eingeführt (Begrüßung; Verabschiedung; um etwas bitten, danken; Gesprächsregeln: Wenn einer spricht, hören die anderen zu).

Unter Ritualen versteht man Handlungen, die von bestimmten Regeln, durch den Einsatz verschiedener Elemente (Sprache, Symbole, Gesten etc.) und einen bestimmten Ablauf geprägt sind. Im Jahresablauf zählen dazu Neujahrsfeste und je nach religiös-kultureller Zugehörigkeit Nikolaus, Weihnachten, Zuckerfest etc.
Jede Familie und jede Gemeinschaft hat ihre eigenen Rituale, die selbstverständlich auch veränderbar sind. Da Kinder mit DS oft sehr starr an einmal erlernten Ritualen festhalten oder diese immer wieder einfordern, ist es angezeigt, immer wieder Variationen einzubauen.

Alltagsrituale mit Sprache, Gebärden und Handlungen gestalten

Begleiten Sie die Alltagsrituale mit einfacher und immer wiederkehrender Sprache. Benutzen Sie kurze Sätze. Machen Sie Pausen, damit das Kind mit DS reagieren kann.

Beispiel: Körperhygiene, Anziehen, Schlafen

Handlung	Sprachbegleitung	Gebärde/ Handlung/Lied	Ziel
Wickeln	Zuerst ziehen wir die Hose aus. Dann die Socken ...		Förderung des Sprachverständnisses
Anziehen/Ausziehen	Erst kommt die Unterhose, dann ... *oder* Wo sind die Füße? Wo sind die Arme?	Gebärde für An- und Ausziehen wird gezeigt	Wortschatzerweiterung; Förderung des Sprachverständnisses; Körperwahrnehmung; Fernziel: eigenständiges Be- und Entkleiden
Körperhygiene: Zähne putzen	Innen, außen, oben drauf	Gebärde für Zähneputzen, am Ende „fertig"-Gebärde	Hygienemaßnahmen werden eingeübt und als tägliche Alltagshandlung verstanden
Haare kämmen		Gebärde für Haarekämmen, am Ende „fertig"-Gebärde	s.o.
Zu Bett gehen, schlafen	Der täglich wiederkehrende Ablauf z.B. ausziehen, waschen, Zähne putzen wird sprachlich begleitet s.o.	Gebärde für Schlafen; Gutenachtlied, Gutenachtgeschichte/ -vers/-gebet wird gesungen/erzählt	Das Kind lernt, dass der Tag zu Ende geht, Ruhe einkehrt und nach dem Lied/der Geschichte/dem Gebet geschlafen wird

Beispiel: Gemeinsame Mahlzeiten			
Handlung	**Sprachbegleitung**	**Gebärde/ Handlung/Lied**	**Ziel**
Tisch decken	Erst kommt der Teller auf den Tisch. Daneben die Gabel und das Messer. Zum Trinken brauchen wir noch Becher ...	Gemeinsames Tischdecken	Kinder werden am Alltagsgeschehen beteiligt; Wortschatzerweiterung; ältere Kinder übernehmen Verantwortung und lernen Alltagshandlungen
Tischspruch oder Tischgebet	Piep, piep, piep, guten Appetit *oder* Wir reichen uns die Hände nach guter alter Sitt, und wünschen uns zum Essen einen guten Appetit	Alle fassen sich an den Händen	Kinder lernen zu warten; das Ende des Spruchs zeigt den Start der Mahlzeit an; gemeinsames Essen stärkt das Gefühl von Gemeinschaft
Nahrungsmittel auswählen	Was möchtest du essen? Möchtest du Marmelade oder Käse?	Einsatz von Gebärden für die einzelnen Nahrungsmittel	Wahlmöglichkeiten schaffen
Essen	Schmeckt gut! Ist süß/sauer; kalt/ warm ... *und* Fertig/mehr	Gebärdeneinsatz vor allem für fertig + mehr	Wortschatzerweiterung; Selbstbestimmung (mehr, fertig)
Spülmaschine ein- und ausräumen oder spülen und abtrocknen	Das Geschirr und Besteck wird benannt. Es werden Aufforderungen gestellt: Gib mir ...; räume ...;	Gemeinsame Handlung	Wortschatzerweiterung; Alltagsfähigkeiten werden erlernt

Beispiel: Ankommen, Begrüßungen, Verabschiedungen			
Handlung	**Sprachbegleitung**	**Gebärde/Handlung/ Lied**	**Ziel**
Ankommens-situationen	Mütze aus, Jacke aus, Schuhe aus oder Tasche aufhängen	Evtl. Gebärden für die Anziehsachen	Das Kind lernt selbstständig Jacke und Schuhe auszuziehen. Es lernt sich in der Kita, bei der Oma etc. zu orientieren, indem es selbst seine Sachen aufhängt ...
Begrüßung & Verabschiedung	Guten Tag, Hallo, Grüß Gott, Hi, Gib mir 5, Tschüss, Auf Wiedersehen	Hand geben und anschauen! Winke, Winke-Geste, bei größeren Kindern Handeinschlagen o.Ä.	Das Kind lernt gesellschaftliche Höflichkeitsformen. Wortschatzförderung: Alltagsfloskeln
Nach draußen gehen	Hol die: Tasche, Mütze, Gummistiefel ... Möchtest du ein Fahrzeug mitnehmen? Das Bobby-Car oder den Trecker?	Gebärdeneinsatz	Wortschatzerweiterung, Selbstständigkeit üben; Wahlmöglichkeiten/Handlungen einfordern
Erzähl mal	Was hast du denn heute im Kindergarten gemacht?	Gemeinsames Hinsetzen, Zeit nehmen für die Kommunikation. Falls das Kind noch nicht ausreichend spricht, muss ein Kommunikationsbuch oder ein elektronisches Kommunikationsgerät (Step by Step) von den Eltern und Erziehern mit den aktuellen Infos gespeist werden. Evtl. Foto mit allen Kitafreunden.	Kinder wollen erzählen. Sie sollen den Dialog üben. Sie lernen auch über Vergangenes zu erzählen. Wiederholung alltäglicher Handlungen und deren Wörter

Gemeinsam zum Ziel – Die Herausforderung der Zusammenarbeit: Wie Eltern, Lehrer/Erzieher und Therapeuten an einem Strang ziehen

Inklusion und Integration: Mehr als Worte

Die Wahl der geeigneten Kita oder Schule für Kinder mit DS wird häufig von verschiedenen Bedingungen abhängig gemacht. Das jeweilige Konzept der Einrichtung, die Wohnortnähe, das Therapieangebot, Geschwisterkinder oder Freunde tragen sehr unterschiedlich dazu bei, dass Eltern sich für diese oder jene Einrichtung entscheiden. Unabhängig davon, ob Ihr Kind mit DS einen Regelkindergarten, eine integrative Kita, eine heilpädagogische Einrichtung, eine Regelschule, eine integrative Schule oder eine Förderschule besucht, das gemeinsame Gespräch zwischen Eltern, Erziehern/Lehrern und Therapeuten ist unumgänglich für eine wirksame Förderung Ihres Kindes. Nur wenn alle Kommunikationspartner Ihres Kindes an einem Strang ziehen, werden die Ressourcen und die Lernmöglichkeiten optimal genutzt.

Ziele formulieren und überprüfen

Ist Ihr Kind in sprachtherapeutischer Behandlung, ist genau zu klären, was das Ziel der Sprachtherapie für einen bestimmten Zeitraum ist. Auf das Ziel und auch auf den Weg dorthin müssen sich alle einigen, die tagtäglich mit dem Kind den Alltag im Kindergarten, in der Schule und zu Hause verbringen. Das geht nur durch gemeinsame Gespräche. Das Ziel der Eltern sollte oberste Priorität haben. Der Sprachtherapeut liefert durch seine Sprach- und Kommunikationsdiagnostik hilfreiche Informationen. Er gibt Hinweise, wo das Kind in seiner Sprachentwicklung steht und welcher Entwicklungsschritt als nächster zu erwarten sein wird. Die Personen aus dem engen Umfeld (Erzieherinnen, Geschwister, Lehrerinnen etc.) werden Anliegen aus der Kommunikation im Alltag haben: „Wir möchten, dass Paul mitteilen kann, mit wem er spielen möchte"; „Sarah soll lernen, aus einem Trinkbecher anstatt aus der Nuckelflasche zu trinken"; „Georg spricht zwar viel, er ist aber so unverständlich. Wir wollen ihn besser verstehen."

Nehmen Sie das Beispiel mit dem Gras aus der Einleitung. Alle wollen nur das Beste, jedoch verstehen die einzelnen Personen darunter manchmal unterschiedliche Dinge. Der eine möchte einen Rasen, der andere eine Wiese und der nächste eine Bauernwiese. Übertragen auf Kinder mit DS heißt das, dass den Eltern vielleicht die Verbesserung der Trinkfähigkeit (weg von der Flasche hin zum Becher), der Erzieherin die selbstständige Spielauswahl mittels Sprache und der Sprachtherapeutin die Anbahnung von Zweiwort-Äußerungen am wichtigsten erscheinen.

Runde Tische

Leider sind in Deutschland – anders als beispielsweise in der Schweiz – sogenannte „Runde Tische" noch nicht fest im Bildungs- oder Gesundheitssystem etabliert.
Durch das Wissen, wie Kinder mit DS lernen, und aus meiner langjährigen Erfahrung weiß ich, dass Kinder viel schneller lernen, wenn alle, die mit dem Kind kommunizieren, an einem Strang ziehen, dieselben Ziele verfolgen und dieselben Methoden anwenden. Kinder mit DS brauchen sehr viele Wiederholungen, und diese am besten in unterschiedlichen Alltagssituationen. Wenn Eltern, Erzieher, Lehrer und Therapeuten diese Wiederholung gewährleisten, hat das Kind mit DS gute Entwicklungs- und Lernbedingungen.
Das Kind mit DS muss erfahren, dass es sowohl bei den Eltern als auch bei den Erzieherinnen/Lehrerinnen und bei der Sprachtherapeutin nur zum Ziel kommt, wenn es beispielsweise eine Gebärde einsetzt oder den kurzen Satz „ich möchte ..." spricht.

BEISPIEL

Max, 4 Jahre alt
Max ist 4 Jahre alt und besucht eine integrative Kita. Mit 2,5 Jahren stellen ihn seine Eltern bei uns im Zentrum für Sprachtherapie mit dem Wunsch vor, dass Max sprechen lernen sollte.
Nach einer ausführlichen Sprach- und Kommunikationsdiagnostik wird in einem gemeinsamen Gespräch am „Runden Tisch" mit den Erzieherinnen, den Eltern und der Sprachtherapeutin besprochen, was aus Sicht aller Beteiligten das größte Kommunikationsbedürfnis von Max ist. Alle einigen sich auf die Einführung von Gebärden aus der Deutschen Gebärdensprache (DGS), mit denen Max lernen soll, seine wichtigsten Spielbedürfnisse anzuzeigen. Es wird ein Gebärdenbuch angelegt und die ersten sechs Gebärden werden festgelegt. Da Max seinen Eltern mittels Lautsprache noch nicht mitteilen kann, was im Kindergarten passiert ist, wird ein Kommunikationsbuch für den Austausch zwischen Kita und Elternhaus eingeführt.

Am „Runden Tisch" nehmen neben den Eltern die Therapeuten, Erzieher/Lehrer und Fachleute, die das Kind aus dem Alltag kennen, teil. Aus meiner Erfahrung heraus dauert ein „Runder Tisch" etwa eine Zeitstunde. Er sollte ca. alle sechs Monate wiederholt werden. Das Ergebnis der Zusammenkunft wird schriftlich festgehalten und als Kopie allen Beteiligten mitgegeben. Im „Protokoll" werden die Förder-/Therapieziele und die

Methoden konkret aufgeschrieben. Das Protokoll dient beim nächsten „Runden Tisch" als Basis zur Erfolgskontrolle.

Zusammenfassung:
„Runde Tische" stellen sicher, dass alle mit dem Kind kommunizierenden Fachleute sowie die Eltern dasselbe tun, um das Kind in seiner Sprachentwicklung zu fördern. So werden die kognitiven Ressourcen des Kindes mit DS optimal genutzt, da das Kind viele Wiederholungen erfährt und so eine gute Basis für Lernen geschaffen wird.

LITERATURTIPP

- Giel, B. (2014): Interdisziplinäre Zusammenkünfte – Grundlage einer teilhabeorientierten UK. In: von Loeper Literaturverlag und Isaac (Hrsg.): Handbuch der Unterstützten Kommunikation. Karlsruhe: von Loeper. Seite 01.056.001 - 01.061.001

Der Weg zur Sprachtherapie

Bei den sprachtherapeutischen Berufsverbänden können Sie nach Therapeuten in Ihrer Umgebung suchen. Fragen Sie bei der Kontaktaufnahme mit der sprachtherapeutischen Praxis, ob der Therapeut/die Therapeutin bereits Erfahrungen in der Therapie mit Kindern mit Down-Syndrom hat.

Deutscher Bundesverband für Logopädie (dbl) e.V.
Augustinusstr. 11a – 50226 Frechen
Tel.: 02234/37953-0 – Fax 02234/37953-13
www.dbl-ev.de

Deutscher Bundesverband der akademischen Sprachtherapeuten (dbs) e.V.
Goethestr. 16 – 47441 Moers
Tel.: 02841/998191-0 – Fax 02841/998191-30
www.dbs-ev.de

Sprachtherapie wird in Deutschland von verschiedenen sprachtherapeutischen Berufsgruppen angeboten. Die von den Krankenkassen zugelassenen Berufsgruppen sind die der Logopädie und die der akademischen Sprachtherapie (Sprachheilpädagogen, klinische Linguisten, klinische Sprechwissenschaftler, Patholinguisten).
Da alle Kinder mit Down-Syndrom Spracherwerbsstörungen aufweisen, haben sie ein Anrecht auf Sprachtherapie. Sprachtherapie findet in Deutschland in verschiedenen Institutionen statt, z.B. in:

- Sprachtherapeutischen/logopädischen Praxen
- Frühförderzentren
- Heilpädagogischen Kitas
- Integrativen Kitas
- Sozialpädiatrischen Zentren (sind meist nur für Diagnostik zuständig)

Vor der Vorstellung in einer sprachtherapeutischen/logopädischen Praxis ist es notwendig, dass Eltern sich von einem Kinder- oder HNO-Arzt eine Verordnung (Rezept) über Sprachtherapie ausstellen lassen.
Bekommt das Kind in seiner Kindertagesstätte Sprachtherapie, können die Kosten von verschiedenen Kostenträgern getragen werden. Hier müssen Sie sich bei der zuständigen Institution oder bei der Sprachtherapeutin erkundigen.
Die Sprachtherapie bei Kindern mit DS ist keine Standardtherapie und bedarf aufseiten der Sprachtherapeuten besonderer Fort- und Weiterbildungen. Die Konzepte der Unterstützten Kommunikation, das „Frühe Lesen" sowie ein Konzept der Orofazialen Therapie sollten die Sprachtherapeuten kennen.

Bei der Suche nach geeigneten Sprachtherapeuten ist es hilfreich, nachzufragen, ob die Therapeuten bereits Erfahrung mit Kindern mit DS haben, denn die Therapie erfordert immer eine sehr individuelle und interdisziplinäre Vorgehensweise.
Für eine qualitätsgesicherte Sprachtherapie ist es notwendig, dass eine umfassende Diagnostik mit standardisierten Testverfahren durchgeführt wird, interdisziplinäre Befunde in die Therapieplanung mit einbezogen werden und mit den Eltern (möglichst auch mit den Erziehern/Lehrern) gemeinsam **konkrete** Ziele für einen überschaubaren Zeitraum (z.B. 3 Monate) formuliert werden. Nach Ablauf dieses Zeitraums sollte in einem Elterngespräch oder an einem „Runden Tisch" die Überprüfung der Zielerreichung – unter Einbeziehung der gewählten Therapiemethode – erfolgen.
Bei allen Therapiemethoden sind eine Beratung und Anleitung der Eltern und Bezugspersonen notwendig.

Adressen von Elternverbänden, Selbsthilfegruppen, Organisationen

Deutschland
Deutsches Down-Syndrom InfoCenter Hammerhöhe 3 – 91207 Lauf a.d. Pegnitz Tel. +49 (0) 9123 982121 oder 989890 Fax +49 (0) 9123 982122 www.ds-infocenter.de
Arbeitskreis Down-Syndrom e.V. Gadderbaumer Straße 28 – 33602 Bielefeld Tel.: +49 (0) 521 442998 Fax: +49 (0) 521 942904 www.down-syndrom.org
Down-Syndrom Netzwerk Deutschland e.V. http://down-syndrom-netzwerk.de Down-Syndrom Netzwerk Deutschland e.V. möchte die Eltern- und Selbsthilfegruppen der Menschen mit Down-Syndrom vernetzen, um die ehrenamtliche Arbeit effektiver zu gestalten und um den Informationsaustausch unter Betroffenen, Eltern und Fachleuten zu verbessern.

Schweiz
insieme – Schweiz/Suisse/Svizzera Aarbergergasse 33 Postfach 6819 – CH-3001 Bern Tel.: +41 (0) 31 300 50 20 Fax: +41 (0) 31 300 50 21 www.insieme.ch

Österreich
Down-Syndrom Österreich Fadingerstraße 15 – A-5020 Salzburg http://www.down-syndrom.at/

Weitere Organisationen

EDSA
European Down Syndrome Association
Europäische Down-Syndrom Vereinigung Deutschland
Olpener Straße 179 – 51103 Köln
Tel.: +49 (0) 221 8902119
Fax: +49 (0) 221 9924028
info@edsa-deutschland.de
www.edsa-deutschland.de

Down Syndrome Education International,
The Sarah Duffen Centre
Belmont Street, Portsmouth, PO5 1NA,
United Kingdom
www.downsed.org
Tel.: +44 (0) 23 9285 5330

DS-Ambulanzen (vgl. Leben mit DS 2009 Nr. 62, S. 10)
In Deutschland existieren mittlerweile verschiedene DS-Ambulanzen. Diese befinden sich zurzeit in Bremen, Nürnberg, Stuttgart, Velbert (Adressen s. dort im Anhang). Mit unterschiedlichen Schwerpunktsetzungen arbeiten alle Ambulanzen mit interdisziplinären Teams. In regelmäßig stattfindenden Sprechstunden können Eltern ihre Kinder und ihre Anliegen vorstellen. Diese Ambulanzen ersetzen jedoch die o.g. „Runden Tische" nicht.

Beratungsstellen für Unterstützte Kommunikation

ISAAC Gesellschaft für Unterstützte Kommunikation e.V.
Geschäftsstelle
c/o Susanne Bünk
Am Blümlingspfad 98 – 53359 Rheinbach
Tel.: +49 (0) 22 26 8099131
www.isaac-online.de

UK-Beratungsstelle mit Spezialisierung auf Menschen mit Down-Syndrom:
Zentrum für Unterstützte Kommunikation Moers
Dr. Barbara Giel
Goethestr. 16 – 47441 Moers
Tel.: +49 (0) 2841 988912
Fax: +49 (0) 2841 988944
info@zentrum-fuer-uk.de

Bücher- und Zeitschriften

- **Zeitschriften zum Thema Down-Syndrom**
  Leben mit Down-Syndrom → zu beziehen über:
  Deutsches Down-Syndrom InfoCenter
  Hammerhöhe 3 – 91207 Lauf a.d. Pegnitz
  Tel.: +49 (0) 9123 982121 oder 989890
  Fax: +49 (0) 9123 982122
  www.ds-infocenter.de

  Ohrenkuss - da rein, da raus → zu beziehen über:
  down-town Werkstatt für Kultur und Wissenschaft
  Friedrich-Breuer-Straße 23 – 53225 Bonn
  Tel.: + 49 (0) 228 386 23 54
  Fax: + 49 (0) 228 386 25 87
  www.downtown-werkstatt.de

- **Gebärden, Gebärdenlexika und Gebärdenliederbücher**
  Kestner, K. (2014): Das große Wörterbuch der deutschen Gebärdensprache. Kestner Verlag. DVD-Rom mit ca. 19.000 Gebärden und Videos der Deutschen Gebärdensprache
  Götze, E./Leber, I./Spiegelhalter, J. (2005): Jetzt geht's richtig los. Karlsruhe: von Loeper
  Götze, E./Leber, I./Spiegelhalter, J. (2006): Bis Weihnachten ist's nicht mehr weit! Karlsruhe: von Loeper
  Leber, I./Spiegelhalter, J. (2004): Mit den Händen singen. Ein Kinderliederbuch für Groß und Klein mit Gebärden aus DGS, MAKATON oder „Schau doch meine Hände an". Karlsruhe: von Loeper
  Wilken, E. ([12]2014): Sprachförderung bei Kindern mit Down-Syndrom. Mit ausführlicher Darstellung des GuK-Systems. Stuttgart: Kohlhammer

- **Erfahrungen mit der gebärdenunterstützten Kommunikation**
  Verschiedene Artikel in: Leben mit Down-Syndrom (2009) 58, 30-39

- **Unterstützte Kommunikation**
  Kaiser-Mantel, H. (2012): Unterstützte Kommunikation in der Sprachtherapie. Bausteine für die Arbeit mit Kindern und Jugendlichen. München: Reinhardt.
  Kitzinger, A./Kristen, U./Leber, I. (2003): Jetzt sag ich's Dir auf meine Weise! Karlsruhe: von Loeper
  Otto, K./Wimmer, B. ([4]2013): Unterstützte Kommunikation. Ein Ratgeber für Eltern, Angehörige sowie Therapeuten und Pädagogen. Idstein: Schulz-Kirchner Verlag

- **Frühes Lesen**

FlashWords AAC - Neue Software zu der Lesemethode „Kleine Schritte". LifeTool Computer aided Communication

Oelwein, P.L. (32002): Kinder mit Down-Syndrom lernen lesen – Ein Praxisbuch für Eltern und Lehrer. Zirndorf: G & S Verlag

Pieterse, M. & Cairns, S. (2002): Kleine Schritte. Frühförderprogramm für Kinder mit einer Entwicklungsverzögerung. Buch 9 Frühes Lesen. Deutsches Down-Syndrom InfoCenter, Nürnberg

Passon, K./Kolb, Ch./Daubach, M. (2006): VSL –VerstehenSprechenLesen. Ein linguistisches Förderprogramm für geistigbehinderte Kinder und Jugendliche sowie Late-Talker (von 2-16 Jahre). Köln: PROLOG

- **Frühförderung & Alltagsfähigkeiten**

Baker, B.L./Brightman, A.J. (2004): Alltagsfähigkeiten. Wie mein Kind lernt zurecht zu kommen. Ein Ratgeber für Eltern und Erzieher. Zirndorf: G & S Verlag Edition 21

Pieterse, M./Treloar, M. (2001): Kleine Schritte. Frühförderprogramm für Kinder mit einer Entwicklungsverzögerung. Macquarie-Frühförderprogramm. 1 (Einführung), 2 (Das Programm für mein Kind), 7 (Persönliche und soziale Fähigkeiten), 8 (Übersicht der Aufeinanderfolgenden Entwicklungsschritte). Deutsches Down-Syndrom InfoCenter.

- **Kognition & Lernen**

Alton, S. (2002): Kinder mit Down-Syndrom und das auditive Kurzzeitgedächtnis. In: Leben mit Down-Syndrom 39, 12-17

Wishart, J. (2000): Kognitive Entwicklung bei Kleinkindern mit Down-Syndrom. In: Leben mit Down-Syndrom 35, 24-31

Möller, D./Spreen-Rauscher, M. (2009): Frühe Sprachintervention mit Eltern. Schritte in den Dialog. Stuttgart: Thieme

Schaner-Wolles, Ch. (2000): Sprachentwicklung bei geistiger Retardierung: Williams-Beuren-Syndrom und Down-Syndrom. In: Grimm, H. Hg. (2000): Enzyklopädie der Psychologie. Bd. 3 Sprachentwicklung, 663-685. Göttingen: Hogrefe

- **Mundmotorik**

Adams, I./Struck, V./Tillmanns-Karus, M. (2010): Kunterbunt rund um den Mund. Dortmund: Verlag modernes Lernen

Kallus, A. (2004): MÜO – Myofunktions-Übungs-Ordner: Material zur Diagnostik und Therapie myofunktioneller Störungen ab dem Vorschulalter. Köln: PROLOG

Kittel, A.M. (112014): Myofunktionelle Therapie. Idstein: Schulz-Kirchner Verlag

Glossar

Adenoide: s. Polypen

Adenotomie: s. Polypenentfernung

Artikulationsstörung (auch Aussprachestörung, Dyslalie): s. Aussprachestörung

Ataxie: Störung der Bewegungskoordination, des geordneten Zusammenwirkens von Muskelgruppen mit der Folge, dass z.B. der Gang torkelnd (Gangataxie), der Stand unsicher (Standataxie) wird; lokomotorische Ataxie: Zielbewegungen mit Fingern oder Füßen sind nicht zielsicher.

auditiv: auf den Vorgang des Hörens und die Art der Schallverarbeitung bezogen

Aussprachestörung (auch phonetisch-phonologische Störung, Dyslalie): fehlerhafte Lautbildung. Dabei können einzelne Laute oder Lautkombinationen betroffen sein. Einige Kinder lassen Laute aus oder ersetzen sie durch andere Laute. Die Ursachen sind oft unbekannt. Hörstörungen und motorische Probleme können Aussprachestörungen mit verursachen.

Bobath-Therapie: Ein Konzept der Physiotherapie, das 1943 von der Physiotherapeutin Berta Bobath und ihrem Ehemann, dem Neurologen und Kinderarzt Karel Bobath, zur Behandlung von Säuglingen, Kindern und Erwachsenen mit zerebralen Bewegungsstörungen, sensomotorischen Störungen und neuromuskulären Erkrankungen entwickelt wurde. Im Mittelpunkt des Therapiekonzeptes stehen individuelle und alltagsbezogene therapeutische Aktivitäten/Interventionen, die günstige Voraussetzungen für sensomotorisches und soziales Lernen herstellen sollen.

Bruxismus: Zähneknirschen

Deutsche Gebärdensprache (DGS): Die deutsche Gebärdensprache ist eine anerkannte eigenständige Sprache mit einer eigenständigen Grammatik. Der Aufbau und die Satzstruktur unterscheiden sich von der deutschen Lautsprache. Sie ist die Sprache der Gehörlosen. Bei Kindern mit DS können die Gebärden der DGS zur gebärdenunterstützten Kommunikation verwendet werden, wobei dann aber nur bestimmte Schlüsselwörter im Satz und nicht der ganze Satz gebärdet werden.

Dysgnathie: Kieferfehlstellung

Dysgrammatismus (auch morphologisch-syntaktische Störung): Teil der Sprachentwicklungsstörung. Das Kind erwirbt die grammatischen Regeln fehlerhaft oder bestimmte Regeln auch gar nicht. Verben, Adjektive und Nomen werden nicht in der richtigen Satzstellung und nicht in der richtigen Form benutzt. Bestimmte grammatische Elemente werden ausgelassen oder vereinfacht. Kinder mit DS wählen meist einfache Hauptsätze ohne Nebensätze. Einige sprechen auch im sogenannten Telegrammstil.

Eustachische Röhre/Ohrtrompete (auch Eustachi-Röhre, lat.: Tuba auditiva Eustachii): röhrenartige Verbindung zwischen dem Mittelohr und dem Nasen-Rachen. Sie dient dem Druckausgleich zwischen Mittelohr und Nasen-Rachen-Raum. Außerdem werden über die Ohrtrompete Sekrete aus dem Ohr abgeleitet. Bei Kindern kann bei Erkältungskrankheiten die Ohrtrompete aufgrund von Schwellungen der Schleimhäute verengt sein. Dadurch können bakterielle Infektionen aufsteigen und zu einer Mittelohrentzündung (Otitis media) führen.

Eutonisierung: Herstellung einer „normalen" Muskelspannung

Face-Former: Der aus weichem Kunststoff geformte „Face-Former" wird in den Mundvorhof, d.h. hinter den Lippen und vor den Zähnen, eingesetzt. Danach erfolgen verschiedene Übungen zur Stärkung und Harmonisierung der Muskelfunktionen, die für Kauen, Schlucken, Sprechen, Atmung, Zahnstellung sowie Mimik, Hautspannung, Kopf- und Körperbalance von besonderer Bedeutung sind. (www.face-former.de)

Facio-orale Trakt Therapie F.O.T.T.®: Die Facio-orale Trakt Therapie nach Kay Coombes basiert auf dem Bobath-Konzept. Sie ist bei allen neurologisch bedingten Störungen des Mund-/Gesichtsbereichs anwendbar. Inhalt sind die Diagnostik und Therapie der Atmung, des Schluckens sowie der Mimik und Mundmotorik. Die Therapie kann von verschiedenen Berufsgruppen (Physiotherapie, Sprachtherapie, Ergotherapie, Pflege) angewendet werden. Infos unter www.formatt.org

Funktionsspiel: bezeichnet das Verhaltensmuster eines Kindes im ersten Lebensjahr, in dem es einen entdeckten Effekt, der ihm Freude bereitet, durch Wiederholung immer wieder erneut herbeizuführen und ihn zu beherrschen versucht.

Gaumenplatte: Die Gaumenplatte ist eine aus Kunststoff gefertigte Oberkieferplatte, die nur in Verbindung mit der Orofazialen Regulationstherapie nach Castillo Morales & Brondo eingesetzt wird. Durch mehrmaliges Tragen am Tag soll die mit Stimulatoren versehene Platte den Mundschluss, die normale Zungenruhelage sowie die Eutonisierung der gesamten Mundmotorik fördern.

Gebärdenunterstützte Kommunikation GuK: eine von Etta Wilken zusammengestellte Gebärdensammlung zur Förderung von Kindern mit Down-Syndrom

Hypästhesie (gr. aisthesis: Empfindung): herabgesetzte Berührungsempfindung

Hypersalivation (s. Salivation, Speichelfluss): zu hohe Speichelproduktion, sodass der Speichel aus dem Mund läuft

→ Kinder mit DS haben meistens eine normale Speichelproduktion, aber aufgrund der offenen Mundhaltung und einer herabgesetzten Schluckaktivität läuft der Speichel aus dem Mund.

Hypertonie: erhöhte Muskelspannung

Hypotonie: herabgesetzte Muskelspannung, viele Kinder mit Down-Syndrom zeigen eine hypotone Muskelspannung im Gesamtkörper und im Mund-/Gesichtsbereich

Intelligenz (s. Kognition): Bei Kindern mit Down-Syndrom haben Untersuchungen gezeigt, dass die kognitiven Leistungen ständig zunehmen, das Entwicklungstempo jedoch stark verlangsamt ist.

Kognition (lat. cognoscere: erkennen, erfahren): die Fähigkeit von Menschen zur Informationsverarbeitung und -gestaltung. Kognition wird häufig mit Denken übersetzt. Die Kognition setzt sich u.a. aus verschiedenen Fähigkeiten zusammen: Aufmerksamkeit, Erinnerung, Lernen, Planen, Orientierung, Vorstellungsvermögen, Kreativität. Auch die Fähigkeiten zur Selbstwahrnehmung und zum Selbstbewusstsein sowie zum eigenen Willen können der Kognition zugeordnet werden. Menschen mit DS haben in der Regel eingeschränkte kognitive Fähigkeiten.

Korrektives Feedback: Beim Korrektiven Feedback werden Sprech-/Sprachfehler des Kindes nicht verbessert. Das Kind wird auch nicht zum Nachsprechen des richtigen Wortes aufgefordert, sondern der Gesprächspartner setzt ein korrigierendes Wiederholen ein. Kind: „Da Tu!" Mutter: „Wo siehst du eine Kuh?" Oder: „Ja, da ist eine große Kuh!"

Lexikon: Als Lexikon wird der Wortschatz eines Kindes bezeichnet. Beim Wortschatz unterscheidet man das Wort*verständnis* (Sprachverständnis = passiver Wortschatz) und die Wort*produktion* (aktiver Wortschatz). Das Wort-/Sprachverständnis ist immer größer als die Wortproduktion.

Makroglossie: teilweise oder vollständige Vergrößerung der Zunge

→ **Die meisten Kinder mit DS haben keine Makroglossie, aufgrund der geringen Muskelspannung in der Zunge und dem relativ kleinen Mundraum erscheint die Zunge jedoch vergrößert. Dies wird als Pseudomakroglossie bezeichnet.**

Mittelohrentzündung (Otitis media), Akute Mittelohrentzündung (Otitis media acuta): eine durch bakterielle oder virale Infektion ausgelöste, i.d. Regel schmerzhafte Entzündung der Schleimhäute des Mittelohrs. Bei Kindern tritt sie auf, da die Ohrtrompete (Eustachische Röhre) noch kurz und weit ist, sodass Bakterien aus dem Nasen-Rachen-Raum leicht aufsteigen können.

→ **Da Kinder mit DS aufgrund einer reduzierten Schmerzempfindung häufig den Schmerz nicht spüren, melden sie sich nicht, obwohl sie eine Mittelohrentzündung haben. Nicht behandelte Mittelohrentzündungen können Hörstörungen hervorrufen. Wiederkehrende und nicht erkannte Mittelohrentzündungen können zu chronischen Hörproblemen, der sogenannten Schallleitungsstörung (s.u.) führen.**

Mundvorhofplatte (MVP): Die aus weichem oder hartem Kunststoff geformte MVP ist ein kieferorthopädisches Gerät, das bei ungünstigen Gewohnheiten (Habits) wie zum Beispiel Daumenlutschen, aber auch bei Mundatmung und offener Mundhaltung zum Einsatz kommt.

myofunktionell: die Muskelfunktionstherapie betreffend

Myofunktionelle Therapie (MFT): Mund- und Gesichtstherapie mit dem Ziel, die Muskelspannung und die Empfindungen im Gesicht, an Lippen, Zunge, Kiefer etc. zu normalisieren und ein muskuläres Gleichgewicht herzustellen

Mutismus (auch (s)elektiver Mutismus, psychogenes Schweigen): Obwohl keine organische oder andere Ursache vorliegt, spricht das Kind nur mit ausgewählten Personen. Beim totalen Mutismus verweigert das Kind vollständig die Lautsprache.

Objektpermanenz: Die kognitive Fähigkeit von Kindern, zu wissen, dass ein Objekt (ein Gegenstand, eine Person) auch dann weiterhin existiert, wenn es für das Kind nicht mehr sichtbar ist und sich außerhalb des Wahrnehmungsfeldes befindet, entwickelt sich im ersten Lebensjahr. Mit dem sogenannten Versteck-Spiel (Guck-Guck-Spiel) wird beispielsweise die Objektpermanenz gefördert.

Offener Biss: Kieferfehlstellung, bei der sich bei geschlossenem Ober- und Unterkiefer die Zähne im Frontzahnbereich nicht berühren

Orofazial (lat.: os = Mund, facies = Gesicht): den Mund- und Gesichtsbereich betreffend

Orofaziale Dysfunktion: Störungen der Muskelspannung, der Muskelfunktion und/ oder der Bewegungsabläufe im Mund- und Gesichtsbereich. Bei Kindern mit DS können beispielsweise eine offene Mundhaltung, hypotone Lippen, falsche oder mangelnde Schluck- und Kaubewegungen auftreten.

Orofaziale Regulationstherapie (ORT): eine von den Rehabilitationsmedizinern R. Castillo-Morales und J. Brondo entwickelte Therapie zur Förderung der sensorischen und motorischen Fähigkeiten im orofazialen (Mund-/Gesichts-)Bereich

Otitis media: s. Mittelohrentzündung

Parazentese: kleiner Schnitt ins Trommelfell durch den HNO-Arzt, damit Sekret abfließen kann. Wird vor auch vor dem Einsetzen der Paukenröhrchen durchgeführt.

Paukenröhrchen (Kragenknopf): Die Röhrchen werden zur Belüftung des Mittelohres und zum Abfließen von Sekret beim Mittelohrerguss/Paukenerguss eingesetzt. Bei Kindern werden Paukenröhrchen meist in kurzer Vollnarkose eingesetzt. Sie dienen bei Kindern mit DS u.a. zur Vorbeugung von Schallleitungsschwerhörigkeiten.

Phonembestimmtes Manualsystem (PMS): Beim PMS repräsentieren verschiedene Handzeichen einen Laut. Es wird als sichtbare Hilfe in der Artikulationstherapie eingesetzt.

Polypen (Adenoide, Adenoide Wucherungen, Rachenmandeln): Je nach Größe und Sitz der Polypen können die Kinder nicht durch die Nase atmen. Sie schnarchen und haben eine typische offene Mundhaltung mit Mundatmung. Dadurch kann ein Teufelskreis entstehen, da die Kinder häufiger erkältet sind, falsch schlucken und Kieferfehlstellungen entstehen können. Einige Kinder näseln dann beim Sprechen. Je nach Befund wird eine Entfernung der Polypen (Adenotomie) in Vollnarkose durchgeführt, teilweise auch in Kombination mit dem Einsetzen von Paukenröhrchen (s.o.).

Polypenentfernung (Adenotomie): Entfernung der Polypen/Adenoide/Rachenmandeln durch den Hals-Nasen-Ohren-Arzt oder Phoniater in Vollnarkose

Poltern: Poltern gehört zu den Redeflussstörungen. Die Symptome sind schnelles, hastiges und undeutliches Sprechen.

Progenie: Kieferfehlstellung, bei der der Unterkiefer vor dem Oberkiefer steht

Redeflussstörungen (Stottern, Poltern): s. Stottern, Poltern

Reflux: Rückfluss von Mageninhalt in die Speiseröhre. Bei Kindern mit DS kann aufgrund von Muskelproblemen der Speiseröhre/des Magens dieser Reflux häufiger auftreten. Gedeiht das Kind normal und hält sich das „Spucken" in Grenzen, ist keine weitere Diagnostik notwendig. Ansonsten sollte eine medizinische Abklärung (z.B. Verdacht auf Hiatushernie = „Zwerchfellbruch") erfolgen. Kleine Hilfen sind:

- nach dem Trinken das Kind in einer aufrechten Position halten
- kleinere Mengen anbieten (vgl. Leben mit DS 2006, Nr. 52, 13/14)

Retraktion: Zurück- oder Zusammenziehen eines Organs oder einer Substanz

Salivation: s. Speichelfluss

Schallleitungsschwerhörigkeit (Schallleitungsstörung, Mittelohrschwerhörigkeit): Bei dieser Form der Schwerhörigkeit ist die Schallübertragung im Mittelohr oder im äußeren Ohrbereich gestört. Bei Kindern mit DS sind häufige Ursachen Mittelohrentzündungen oder Paukenergüsse/Mittelohrergüsse.

→ **Schallleitungsschwerhörigkeiten sind eine häufige Ursache für Sprachstörungen! Zur Vorbeugung von Schallleitungsschwerhörigkeiten werden bei Kindern mit wiederkehrenden Mittelohrenzündungen je nach Befund Paukenröhrchen (s.o.) eingesetzt. Regelmäßige HNO-Arzt-Besuche sind bei Kindern mit DS zwingend notwendig.**

Sekret: körpereigene Stoffe, die meistens aus Drüsen oder drüsenartigen Zellen ausgeschieden werden, z.B. Speichel, Nasensekret, Wundsekret

Semantik: Wortbedeutung. Kinder lernen keine leeren Worthülsen, sondern die Bedeutung eines Wortes, indem sie die Zusammenhänge zwischen einem Wort und dem bezeichneten Gegenstand oder der bezeichneten Sache/Handlung/Form/Farbe verstehen.

Snijders-Oomen Nicht-verbale Intelligenztestreihe (SON): ein Intelligenztest für Kinder, der nonverbal, d.h ohne gesprochene oder geschriebene Sprache, durchgeführt werden kann. Er ist bei Kindern mit DS anwendbar, da das Kind weder sprechen, lesen noch schreiben können muss.

Speichelfluss (Salivation/Hypersalivation): Herauslaufen des Speichels aus dem Mund. Aufgrund der offenen Mundhaltung und der Tatsache, dass einige Kinder mit DS weniger häufig schlucken, wird der Speichel nicht abtransportiert, sondern verbleibt im Mund und läuft heraus.

Sprachentwicklungsstörung (SES): Eine Sprachentwicklungsstörung ist eine Störung der Sprachentwicklung, die auf meistens allen sprachlichen Ebenen (Aussprache, Wortschatz, Grammatik/Satzbau, Kommunikation) auftreten kann. Es wird zwischen einer Spezifischen Sprachentwicklungsstörung (SSES) ohne eine organische, kognitive oder emotionale Verursachung und einer Sprachentwicklungsstörung (SES) mit einer organischen oder kognitiven Verursachung unterschieden.

Stottern: Stottern gehört zu den Redeflussstörungen. Wiederholungen, Pausen, Dehnungen im Sprechablauf, Sprechanstrengung und Vermeidungsverhalten sind mögliche Symptome.

Symbolverständnis: Aufbauend auf der Fähigkeit der Objektpermanenz entwickeln Kinder in den ersten Lebensjahren durch verschiedene (Spiel-)Handlungen das Verständnis, dass ein Symbol, zum Beispiel ein Wort, eine Gebärde oder ein Zeichen, für etwas verwendet wird, das nicht sichtbar/gegenwärtig da sein muss. Das Kind entwickelt eine Vorstellung von etwas.

Symbolspiel: Das Kind spielt bestimmte Handlungen nach. Es führt sogenannte So-tun-als-ob-Spiele durch. Voraussetzung für das Symbolspiel ist die Objektpermanenz.

Syntax: Satzbildung, Lehre von der Satzbildung

triangulärer Blickkontakt (auch referentieller Blickkontakt): Das Kind bildet mit seinem Blick ein Dreieck zwischen sich selbst, einer anderen Person und einem Gegenstand. Es kommuniziert mit dem Blick mit der anderen Person über den Gegenstand. Der trianguläre Blickkontakt ist ein wichtiger Entwicklungsschritt in der Sprachentwicklung und zählt als Vorausläuferfähigkeit für den Spracherwerb.

Unterstützte Kommunikation (UK): Sie umfasst alle Methoden, die Menschen mit fehlender oder nicht ausreichender Lautsprache helfen, die Kommunikationsmöglichkeiten zu erweitern. Es werden körpereigene Methoden (Gesten, Gebärden, Laute, Mimik, Augenbewegungen), externe/nicht-elektronische Methoden (Symbolkarten, Wortkarten, Kommunikationsbücher, Schrift) und elektronische Methoden (einfache Taster, Talker/Computer mit Sprachausgabe) unterschieden.

Velum: Gaumensegel/weicher Gaumen

Verbale Entwicklungsdyspraxie VED (auch kindliche Sprechapraxie, Entwicklungsdyspraxie): Störung der Planung und Programmierung von Sprechbewegungen, sodass es zu Aussprachefehlern kommt. Diese sind aber anders als bei einer Aussprachestörung variabel und nicht vorhersagbar. Oft ist die gesamte Sprachproduktion stark beeinträchtigt, das Sprachverständnis aber altersentsprechend gut.

visuell: das Sehen betreffend

viszerales Schlucken (auch frontales Schlucken): Beibehalten des frühkindlichen Schluckmusters, welches gegen und zwischen die Frontzähne gerichtet ist, anstelle gegen den Gaumen

Zahnaplasie: Nichtanlage von Zähnen; bei Kindern mit Down-Syndrom können der 2. Schneidezahn, der 2. kleine Backenzahn und der letzte Backenzahn nicht angelegt sein

Zungendiastase: Auseinanderweichen der rechten und linken Zungenmuskulatur, sodass bei Vorwärtsbewegung der Zunge der mittlere Zungenteil sich hervorwölbt